Cómo ser tu propio entrenador personal para no depender de ninguna otra persona y conseguir el físico que deseas

ANTONIO YUSTE

DEDICATORIA

Para mi padre y mi madre

Gracias por vuestro apoyo y ayuda

que han hecho posible mi felicidad,

siendo la persona y profesional

que soy al día de hoy.

ÍNDICE

AGRADECIMIENTOS

Ya he escrito todo el libro y esta es la parte más difícil, por eso la he dejado para el final, por la dificultad de encontrar las palabras adecuadas y el riesgo y la injusticia de dejar fuera a alguien, si sientes que te he dejado fuera, te pido perdón.

En primer lugar quiero dar las gracias a una de las personas que sin su ayuda no habría conseguido a nivel profesional estar donde estoy: mi buen amigo y apoyo, José Manuel Rodríguez Valentín, excelente entrenador personal y compañero de entrenamiento que siempre me ayuda en todo lo que necesito a título personal y profesional. Junto a él, uno de los placeres del día son los debates sobre las últimas investigaciones científicas en materia de nutrición deportiva y los resultados con nuestros atletas.

A todos los compañeros de entrenamiento que he tenido a lo largo de mi vida, con quienes tan buenos ratos hemos pasado en el gimnasio, donde cada día nos hemos ayudado a superarnos y a conseguir el físico de hoy.

A mis clientes, que han confiado en mí para cambiar su físico y su vida.

A mis padres, por haberme siempre apoyado económica y moralmente para conseguir todas mis metas y luchar por la vida que me hacía feliz en todo momento; desde los 10 años, cuando quise hacer mi primer curso de informática, siguiendo con todos los masters y cursos que me pagaron, hasta el apoyo en algunos de mis negocios de otros sectores que no continuaron. Gracias por creer en mí y en mis posibilidades siempre, y por hacerme tener los pies en la tierra en algunas ocasiones para evitar estrellarme.

Y por supuesto, a ti, por confiar en mí para ayudarte a conseguir tus objetivos y cambiar tu vida ¡muchas gracias!

¿ES PARA TI ESTE LIBRO?

Sin importar si eres hombre o mujer, estás en perfecta salud, sin enfermedades ni lesiones, pero quieres mejorar tu aspecto físico -reducir tu nivel de grasa corporal y/o aumentar tu musculatura y fuerza, desarrollando tu máximo potencial y llegando a conseguir el físico que siempre has soñado... sigue leyendo.

Tras leer el libro vas a tener todo el conocimiento y una estrategia clara (probada durante años en cientos de mis clientes y atletas) necesarios para conseguirlo. Sin embargo, quiero que tengas presente que hará falta que te ejercites semanalmente y que sigas un plan de alimentación, junto con paciencia y tiempo. Así que si estás buscando una receta mágica o no estás dispuesto a invertir algo de tu tiempo y trabajo para conseguirlo, cierra el libro y pide un reembolso de tu dinero. Construir el físico de tus sueños sólo se consigue con la combinación de una buena alimentación, entrenamiento, descanso y tiempo. No existen atajos, no existen recetas ni suplementos mágicos…deja de buscarlos y perder tu dinero y tiempo en ello.

Lo que voy a hacer por ti es quitar todo el ruido cínico de la publicidad, de Internet, de lo que se comenta en los foros, de lo que dicen tus amigos que les funciona y lo que no, de los suplementos mágicos, de las dietas y entrenamientos copiados de la web o de un amigo…para que tus esfuerzos valgan la pena y sepas lo que funciona, lo que no y sus porqués, consiguiendo resultados desde hoy mismo de una forma sana y permanente, dejando tu mente libre para disfrutar de la vida con tu nuevo físico.

Te garantizo que si sigues la estrategia que te indico y no obtienes resultados, puedes escribirme a mi correo personal y te devolveré el dinero íntegro de tu compra. Si por el contrario te he ayudado un poco a mejorar tu vida, encontrándote más saludable, con menos grasa, mayor tono muscular, más energía y calidad de vida, me encantaría que me hicieras conocedor de tus resultados.

Suena bien ¿verdad?

Y por qué me tienes que hacer caso

¿Por qué yo voy a tener más credibilidad que el monitor del gimnasio, que tu amigo que está fuerte o que compite o tu amiga que ha perdido 20 kilos en 12 semanas?

Para tu tranquilidad, soy dietista, experto universitario en nutrición deportiva y entrenador personal, entre algunas de mis titulaciones. Cuento con más de 15 años de experiencia ayudando a aficionados y atletas a mejorar tanto su aspecto físico como su rendimiento deportivo.

Además, soy el CEO de onlinepersonaltrainer.es, la empresa de entrenamiento personal online más grande de habla hispana a nivel global, con más de 200.000 lectores mensuales. Me encargo de dirigir y supervisar al equipo que ha ayudado -desde 2010 hasta el presente- a más de 7000 personas a transformar su físico y su rendimiento deportivo, y a superar pruebas de oposiciones.

Podéis encontrarme también en antonioyuste.com, donde selecciono cuidadosamente a mis clientes y atletas garantizándoles sus resultados. Sí, has leído bien, trabajo con resultados garantizados y si no, les devuelvo su dinero íntegramente. Al día de hoy puedo decir orgulloso que no ha sucedido.

Lenguaje y contenido del libro

He escrito este libro con un lenguaje cercano, sin tecnicismos, para que cualquier persona -independientemente de su formación o conocimientos previos- pueda entenderlo y asimilar toda la información.

No he querido profundizar en ciertos procesos bioquímicos, digestivos, hormonales, kinesiológicos para ir al grano, para que no se complicara el libro y te resultara una pesadilla leerlo. No obstante, si quieres profundizar en dichos temas, puedes escribirme y te recomendaré encantado otros materiales.

¿Sabes por qué me decidí a ayudarte?

No te preocupes, que no voy a extenderme demasiado; sólo quiero que me conozcas un poco y entiendas por qué me he decidido a crear este libro para ayudarte. Yo también pasé por lo mismo que tú, que te has decidido a comprar este ebook, y te prometo que no voy a defraudarte.

Siempre he querido tener un físico *fitness*, con un buen tono muscular, estético, con un bajo porcentaje de grasa, apolíneo y en forma. Así que con 14 años, tras mucho insistir a mis padres, conseguí que me dejaran a regañadientes apuntarme al gimnasio de enfrente de mi casa.

Primer error: apuntarte al gimnasio más cerca de tu casa. Esto lo aprendí varios años después, ya que sólo estaba rodeado de charlatanes que iban al gimnasio como si de un bar se tratara, más un monitor y dueño del gimnasio cuya única formación había sido un curso de entrenador personal de algunas semanas.

Así que, dado que en aquella época confiaba en que el dueño de un gimnasio con un título de entrenador personal podía ayudarme a conseguir mi sueño, me puse en sus manos. Sin embargo, él se limitaba a impartir una rutina de entrenamiento estándar que ya estaba impresa (la misma para decenas de clientes) y que hice durante semanas. Segundo error: la alimentación. Ni siquiera me preguntó qué comía ni me dio ninguna sugerencia de plan alimenticio.

Como era de esperar, los resultados había que mirarlos con lupa para intentar encontrar la diferencia. Tras un par más de gimnasios de mi zona en los que estuve unos meses, llevaba 3 años sin apenas un progreso significativo y era víctima de comentarios del tipo "¿vas al gimnasio? No se te nota", "tengo un amigo que lleva sólo 6 meses y tiene mejor físico que tú".

Así que sin mirar la distancia, hice una ruta por los gimnasios donde residía y en el 5º que visité, el 80% de los que asistían tenían un gran físico -tanto hombres como mujeres- y se respiraba otro ambiente: nada de charlas, sólo ir al gimnasio para entrenar rodeado de personas para quienes era realmente importante mejorar su físico (esto no es imprescindible para que tengas éxito, pero ayuda).

Ahí vi una cultura diferente: seguían un plan de alimentación para mejorar su físico, entrenaban con intensidad, llevaban muchos años entrenando…así que me puse en las manos del entrenador y comencé a progresar. El problema fue que cada persona es diferente y aunque había avanzado, el entrenamiento que me puso era excesivo para mí. Estaba todos los días cansado, no quería levantarme de la cama ni los fines de semana por el agotamiento que tenía, me había quedado sin energía y ya sin ganas de ir al gimnasio (típico signo de sobreentrenamiento).

Cuando le comenté lo que me ocurría a mi entrenador su respuesta fue: "es el único camino, hay que seguir". Yo, como la tozudez fue uno de mis defectos en mis años mozos, seguí entrenando de esa forma, pero en mi interior por mucho que confiara en ese *coach* sabía que algo no iba bien. Me adentré en el mundo de Internet, donde ya existían los módems, en los que cuando me conectaba a Internet tenía que pedirle a mi madre que por favor no llamara por teléfono, ya que se compartía la línea telefónica con Internet a la vez y si alguien llamaba también se cortaba la conexión.

Empecé a entrar en foros, a mirar suplementos deportivos pensando que eso era lo que iba a dar un empujón a mi estancamiento; buscaba una receta mágica que de la noche a la mañana transformara mi físico. Gasté a lo largo de esos años miles de euros en creatinas con azúcar -que en aquella época eran muy caras-, aceite MCT, *gainers*, elevadores naturales de la testosterona…todo mi dinero a la basura, y seguían pasando los meses.

Tras estar varios años en ese gimnasio, ya con unos 18 años me inscribí en otro, confiando en la reputación de su entrenador. Efectivamente gané peso corporal, pero la mayoría era grasa. Él no había calculado qué ingesta calórica necesitaba yo realmente y directamente cogió una dieta de su ordenador. El resultado fueron 10kg de grasa y menos de 2kg de músculo en un año. Así que definitivamente me decidí a formarme y probar yo mismo lo que funcionaba y lo que no. Durante mis estudios de dietética, nutrición deportiva y entrenamiento personal me fui dando cuenta de lo poco que sabían los demás, incluso personas a las que consideraba eminencias. Les hacía preguntas sobre cómo se descomponía un determinado alimento en el organismo, cómo funcionaba el cuerpo humano a nivel hormonal, cómo se contraen las fibras musculares y todo eran caras de: "Dios mío, sácame de aquí".

Ahí me di cuenta de que la mayoría de las personas que tenía a mi alrededor, tristemente lo poco que sabían lo habían adquirido de boca en boca, sin saber por qué, sin una buena base de formación en nutrición y entrenamiento personal, con dietas y entrenos de copia y pega. Esa era la razón por la que no me estaban funcionando. Todos somos diferentes ¿cómo me va a funcionar la dieta y entrenamiento de otra persona si no somos iguales? Y si no tenían una formación avanzada ni se mantenían a la última formándose, ¿cómo sabía que no había una manera más saludable y rápida de progresar?

A partir de ese día, empecé siempre a buscar la veracidad de las afirmaciones que se hacían de forma científica, a poner en duda los sistemas de entrenamiento y dietas que se llevaban y a poner en práctica los conocimientos que tenía, moldeándolos a lo que a mí específicamente me funcionaba. Cuando por fin conseguí el físico de mis sueños, empecé a ayudar a los demás a conseguirlo, y por eso me he decidido a ayudarte, porque no quiero que pases por lo que yo pasé; quiero resumirte estos casi 20 años de formación y experiencia en los conocimientos básicos que necesitas para implementar la estrategia de nutrición y alimentación que tú mismo vas a personalizar y hacer funcionar para ti.

Y ahora ¡vamos a lo que te interesa!

Tengo un regalo para ti

Antes de que nos metamos de lleno en los conocimientos y estrategia que vas a poner en marcha para conseguir el cuerpo de tus sueños de una vez por todas, **tengo un regalo para ti, pero sólo si acabas el libro.**

Una sesión estratégica conmigo por teléfono o videoconferencia totalmente gratis valorada en 195€, por si tras haberte leído el libro y haberlo puesto en práctica necesitas mi ayuda. Solventaremos los obstáculos que te has encontrado en el camino para que termines de conseguir el físico que deseas.

Así que una vez que acabes el libro sabrás cómo obtener la sesión gratuita conmigo. Deberás rellenar un formulario para conocerte un poco más, ver cómo has aplicado la estrategia y los resultados que has obtenido, y me pondré en contacto contigo en caso de que pueda ayudarte.

1. LA IMPORTANCIA DE LOS OBJETIVOS Y CÓMO MARCÁRMELOS

El principal problema de frustración que conlleva al abandono de la práctica deportiva y los objetivos de la mayoría de las personas, es que no suelen ser realistas. Y esto sucede cuando desde el día 2 que has empezado con tu entrenamiento y alimentación ya estás frustrado porque no consigues llegar adonde quieres en el tiempo marcado, dejándolo a las pocas semanas o meses.

Todos los días me llegan clientes y me dicen que quieren -midiendo 180cm- pesar 100kg de músculo con un porcentaje de grasa corporal de un 10% y encima en 6 meses, u otro cliente que se ha puesto como objetivo perder 30kg. en 3 meses o ganar una maratón regional en 6 meses sin haber practicado nunca *running*…y así podríamos seguir hasta el infinito.

Antes de ponerte unos objetivos tienes que pensar:

- ¿Es posible lo que quiero conseguir?
- ¿Es posible conseguirlo en ese tiempo? ¿Cómo lo sé?
- Aunque una persona pueda conseguirlo en ese tiempo, ¿me encuentro yo por mi condición física y situación en el mismo punto que esa persona? ¿Tengo los mismos recursos de tiempo y económicos para hacerlo?

Ten siempre esto presente: tú eres tú y no otro. Eso significa que tú no puedes tener el mismo cuerpo exacto que otra persona; podrás tener un nivel de grasa corporal parecido, pero las formas exactas del cuerpo no se pueden copiar, cada uno tiene sus formas. Tampoco tiene todo el mundo la misma genética: puede que tú pierdas grasa más rápido que esa persona, pero que te cueste muchos años más ganar la masa muscular que esa persona ha ganado o viceversa.

Lo importante es que sólo te compares con tu yo del pasado y veas si estás mejorando y cumpliendo los objetivos realistas que te has marcado. No puedes competir con alguien que ha sido bendecido con un Ferrari y óxido nítrico en el coche frente a un Seat Panda con gasolina normal. Salte de esa carrera porque aunque mejores y con el tiempo puedas tener el físico que desees, siendo la mejor versión de ti mismo que puedas ser, abandonarás antes por desmotivación al verte como un fracasado, en lugar de celebrar cada uno de los éxitos y mejoras que estás consiguiendo. Así que salte de esa competición que cada uno tiene un coche, lleva ya una distancia recorrida y cada uno sólo puede ir a un ritmo determinado.

La única competición que tienes que tener es contra ti mismo. Debes hacer y mejorar cada día más, tomando como un éxito cada logro y cada avance.

Pongamos un ejemplo de lo que sería un objetivo típico que me suele llegar de una persona que quiere mejorar su físico. Alguien que quiere pesar 100 kg. de puro músculo midiendo 180 cm. con un porcentaje de grasa corporal de un 10% y se ha propuesto conseguirlo en un año, porque a él le parece simplemente que ese es el tiempo en el que debería conseguirlo y así es como sopla el viento ese día, partiendo de un porcentaje de grasa de un 17% y 80kg de peso. Los objetivos que se ha marcado son los de un culturista de competición a nivel nacional, ¡casi nada!

Ahora vamos a hacer las preguntas adecuadas buscando las respuestas correctas para poder marcarnos unos objetivos realistas:

1.   ¿Es posible conseguir ese nivel de masa muscular sin ayudas?

¡Rotundamente no! Una persona sin ayudas no puede mantener por norma general -a no ser que tenga una genética de una entre un millón- un bajo porcentaje de grasa más de 5-7kg por encima de su altura, porque la producción natural de testosterona no podrá hacerlo.

Eso significa que si mides 180cm, tu objetivo a largo plazo máximo (si deseas tener menos musculatura muchísimo mejor, porque será más fácil) está en torno a los 85-86kg, con un bajo porcentaje de grasa corporal. Para que te hagas una idea, con un 12% se suelen intuir perfectamente los abdominales y con un 10% -que es un porcentaje ya considerado bajo- dependiendo de la persona se suelen ver los abdominales bastante bien.

2.   ¿Cuánto músculo puro se puede desarrollar por año?

Lógicamente depende de tu nivel, pero un principiante puede añadir de músculo puro -y no agua y grasa- haciendo las cosas muy bien, 2-3 kilos por año. Así que más de ese objetivo es irrealista y acabarás frustrado. El cuerpo humano tiene esas limitaciones.

Puede parecer poco, pero sólo 2-3kg de músculo en un año marcan una gran diferencia en el aspecto visual.

Si eres mujer, tendrías que dividir esos objetivos por 2, ya que vosotras no tenéis apenas testosterona y os resulta muy difícil crear músculo. Así que si eres de las que se preocupa porque el trabajo con pesas te vaya a poner como las culturistas profesionales de las fotos, no te preocupes, que el entrenamiento con pesas te va a dar un precioso tono muscular, sin un gran desarrollo pero con un aspecto sano y estético.

Sólo con estas 2 preguntas comprobamos que es una fantasía conseguir lo que nos hemos propuesto en un año.

Así que redistribuyendo los objetivos, sabemos que haciendo las cosas bien, con el tiempo podemos llegar a largo plazo a estar en unos 85-86kg con un bajo porcentaje de grasa corporal, pero ¿en qué tiempo nos lo podríamos marcar?

Primero, tendríamos que bajar el porcentaje de grasa corporal que está muy alto al menos a un 10%, lo que nos llevaría unos 3-4 meses; a partir de ahí, empezar a crear músculo, donde si estamos ya en unos 75 kg. tras perder la grasa que nos sobra, tendríamos que añadir 10 kg. de músculo, lo cual puede ser razonable marcárnoslo a un plazo de 3 años.

Esta es nuestra meta a largo plazo. Ahora, podemos dividirla en objetivos a corto y medio plazo, por ejemplo: en 4 meses bajar el porcentaje al 10%, en los próximos 12 meses conseguir 3 kilos de músculo, el siguiente año igual, etc.

Si por el contrario deseamos perder grasa corporal, si te sobran muchos kilos, ya seas hombre o mujer, las primeras semanas se suele perder más de un kilo por semana (pierdes gran cantidad de retención de agua y por eso pierdes más peso, pero no es grasa real), pero debes marcarte un objetivo entre medio kilo y un kilo por semana, no más, ya que si no, el déficit calórico sería muy agresivo y podrías estar sin energía, carente de nutrientes...No te preocupes, que nuestras dietas van a manejar déficits muy pequeños para que estés siempre saludable y con energía; y sobre todo, mientras más lento pierdas peso, más difícil es volver luego a recuperarlo.

Uno de los problemas de ponerse objetivos inalcanzables -además de no hacerse las preguntas adecuadas pidiendo opinión a un profesional- es que la TV y la publicidad hacen mucho daño. Vemos a un modelo *fitness* en la TV y decimos: "quiero estar así para este verano". Sin embargo, esta persona lleva entrenando y alimentándose correctamente para llegar a estar así más de 10 años y además, en la mayoría de los casos, con ayudas.

Así que ya sabes, no te fíes de lo que amigos, conocidos o la publicidad te digan, que llevan x meses entrenando o "yo sólo como esto", o "sólo voy x días a entrenar". A muchas personas les gusta mentir haciendo ver que con lo poco que hacen, consiguen grandes metas como si fueran seres sobrenaturales.

Resumiendo, como **objetivos de base** y que puedes utilizar para calcular tus objetivos a corto plazo (1 mes), medio plazo (6 meses) y largo plazo (12 meses o más):

- **En un año puedes ganar 2-3kg de músculo.**
- **Si deseas perder grasa, márcate como objetivo de ½ kilo a 1 kilo semanal.**

✓ **Clave 1:** márcate objetivos realistas, 2-3 kg. de músculo por año o ½ -1 kg. de pérdida de grasa semanal. Divídelos en corto, medio y largo plazo.

Cuando vayas consiguiendo alguno de ellos, date recompensas, que funcionan muy bien: una cena, un viaje de fin de semana, comprarte la ropa que llevabas tiempo esperando…todo esto te ayudará a conseguir tu siguiente objetivo y estar motivado/a.

2. ENTRENAMIENTO MENTAL

Si estás leyendo este libro es porque debes tener unos objetivos claros: quieres ganar músculo o perder grasa, o necesitas ambos. Quizás te gusta el físico de tu vecino, de alguien que ves en el gimnasio, de alguien en la televisión; o tienes una fotografía tuya de hace unos años y añoras la apariencia que tenías en aquel entonces.

Eso es fundamental para no abandonar: tener claro adónde quieres llegar y más importante, qué va a significar para ti el conseguirlo. ¿Serás más feliz? ¿Por qué? ¿Subirá tu autoestima, tu seguridad, tu capacidad de relacionarte con los demás, serás más sociable, no te dará vergüenza desnudarte delante de un hombre o una mujer, te gustará lo que ves al espejo, te quedará bien la ropa que tienes o la que te quieres comprar, podrás ir a la playa sin que te avergüences, quieres que tus relaciones sexuales mejoren, tener más energía en tu vida diaria, jugar con tus hijos?

Todas estas razones son algunos ejemplos de lo que mis clientes buscan y consiguen al cabo de unos meses al llegar a su meta. **Tómate el tiempo que necesites para pensar por qué quieres conseguir eso.** Siempre hago estas preguntas y ejercicios antes de aceptar a un cliente: si veo que no es importante para él o ella y no es capaz de decirme por qué lo necesita, le digo simplemente que no puedo ayudarlo.

✚   **¿Por qué hago esto? ¿Por qué dejo de ganar un cliente?**

Porque van a hacer falta meses de trabajo: llevar un plan de alimentación diario (aunque tengamos un día libre o un par de comidas en la semana para comer lo que queramos y no sea una dieta como tal, se trata de comer saludablemente las cantidades que necesitemos para nuestros objetivos) junto con un entrenamiento.

¿Qué pasará cuando esa persona esté cansada y no tenga ganas de entrenar? ¿O cuando todas las noches abra la despensa y quiera comer sus golosinas para ver una película?

Es importante que sea para ti importante conseguirlo y tengas presente adónde quieres llegar y por qué lo haces, para que cada vez que quieras comer cosas que no debes, cuando estés cansado y no quieras ir a entrenar, cuando estés entrenando cansado y no quieras hacer una serie o repetición más, visualices y recuerdes por qué haces todo eso, qué te va a aportar cuando lo consigas, ver el camino que has recorrido y encuentres fuerzas para llegar a la meta.

Sinceramente, cuando esto no es importante para una persona, prueba un par de días a comer algo medio decente de alguna comida diaria del plan alimenticio, va un día al gimnasio y lo deja. Y el problema es, o que no es realmente importante para ella, o que no ha pensado la gran importancia que tiene. Y personalmente sólo quiero trabajar a quienes sepa que puedo ayudarles a alcanzar su meta, ya que es un trabajo en equipo: la otra persona tiene que hacer su parte.

Así que antes de comenzar, dedícate un día o el tiempo que necesites a imaginar cómo sería tu vida habiendo llegado a tu meta. Ponte una foto tuya de cómo estabas antes, de un físico similar al que te gustaría conseguir en tu dormitorio o en tu ordenador o móvil y cada vez que flaquees, mira hasta dónde has llegado, por qué lo haces y cómo cambiará tu vida cuando lo hayas conseguido.

✓ **Clave 2:** ten siempre presente, todos los días, cómo cambiará tu vida y tú mismo cuando consigas tu objetivo, sobre todo cuando flaquees con la dieta o el entreno.

3. UN MÍNIMO DE CONCEPTOS DE NUTRICIÓN

Si queremos cambiar nuestra composición corporal para conseguir aumentar nuestra masa y tono muscular o simplemente perder grasa, debemos ser capaces de establecer -con la teoría y la práctica personal- qué alimentos debemos incluir y en qué proporciones; y cuando no obtenemos los resultados deseados, cómo ir ajustándolos en la línea correcta para progresar.

Sin unos conceptos básicos de nutrición, jamás lo conseguiremos; modificaremos la dieta sin éxito indefinidamente, ignorando dónde puede estar el fallo, cómo corregirlo y valorar los resultados, estando años estancados sin progresar.

Sé que es una parte tediosa para muchos y que también puede serlo para ti, pero he intentando simplificarla y hacerla entendible; son pocas páginas ¡así que ánimo y no te la saltes! Es una de las 4 piezas fundamentales del *puzzle* que necesitas para llegar al éxito; sin una de ellas, jamás lo conseguirás.

1. Las proteínas

Nuestro cuerpo puede almacenar una cantidad limitada de hidratos de carbono y una cantidad casi ilimitada de grasas, pero no de proteínas. **Así, es clave que sean ingeridas diariamente para nuestro desarrollo muscular.**

Si eres mujer, esto también va para ti. Puedes querer perder grasa, pero para poder tener un cuerpo precioso deberás tener un mínimo de tono muscular. Esto no significa que te vayas a poner como el increíble Hulk ni mucho menos; de hecho, ni aún intentándolo por años lo conseguirías, ya que las mujeres apenas tenéis testosterona para el desarrollo muscular. Así que si eres de las que le tiene miedo al trabajo con pesas y a ingerir proteína porque piensas que vas a muscularte demasiado, quita esa creencia de tu mente porque no va a ocurrir: vas a conseguir unas preciosas formas con un bajo porcentaje de grasa corporal, que seguro es lo que estás buscando.

A diferencia de los hidratos y grasas, las proteínas son las únicas que contienen nitrógeno, una parte esencial del protoplasma. Se encargan de la creación y regeneración de las células; específicamente, de la regeneración y creación de tejido muscular, por lo que si no ingieres la proteína suficiente no podrás crear músculo, por mucho que entrenes y descanses.

Seguro que has visto personas esforzándose en el gimnasio durante años y su nivel de masa muscular es prácticamente el mismo. En gran parte, la ingesta insuficiente de proteína en sus dietas contribuye a no poder conseguirlo.

Las **proteínas** están **formadas por aminoácidos**. Estos pueden clasificarse en:

- **Aminoácidos esenciales**: son los que no puede producir el cuerpo y deben ser ingeridos a través de los alimentos. Estos son: histidina, leucina, isoleucina, lisina, metionina, fenilanina, treonina, triptofán y valina.

- **Aminoácidos no esenciales:** el cuerpo puede producirlos y no es necesario suministrarlos a través de los alimentos. Son la alanina, arginina, asparagina, ácido aspártico, cisteína, cistina, glucina, ácido glutámico, glutamina, hidroxiprolina, prolina, serina y tirosina.

Cuando una proteína tiene **todos los aminoácidos esenciales** se le denomina **proteína completa**. Vale, pero ¿cuáles son los alimentos de proteína completa que tengo que ingerir todos los días?

A excepción de la proteína de las judías de soja, todos los alimentos deben proceder de fuentes animales con bajos niveles de grasa; los que tengan grasa sumarán muchas **calorías y será más fácil que aumentemos nuestro porcentaje de grasa corporal**:

- **Carne:** pavo, pollo, conejo y ternera muy magra.
- **Pescado:** cualquier pescado blanco y azul.
- **Huevos**
- **Lácteos:** hay que tener cuidado con los lácteos por su contenido graso, que nos puede hacer ganar grasa rápidamente, especialmente los quesos grasos y leches enteras.

Si eres intolerante a la lactosa por haber perdido la enzima "lactasa" con la edad (enzima encargada de digerir la lactosa o hidrato de carbono de la leche), tu cuerpo almacenará gran parte de la proteína láctea como grasa, además de causarte malestar, malas digestiones, náuseas. Una gran parte de la población padece esta condición de salud.

Si no eres intolerante: adelante, eligiendo lácteos con un bajo nivel de grasa. Buenas opciones son el queso cottage, el queso quark, el queso fresco batido desnatado y la leche desnatada. El queso y yogur al fermentarse pierden parte de la lactosa, teniendo en algunos casos sólo un 20-30%, por lo que suelen dar menos problemas digestivos y de asimilación.

También, si eres intolerante tienes la opción de incluir lácteos sin lactosa, en los que dicha proteína ha sido sustituida por lactasa, que puede ser digerida por cualquier persona.

Las proteínas que provienen de los vegetales se denominan "incompletas", ya que carecen de los aminoácidos esenciales y los pocos que lo contienen -como el arroz, patatas, nueces, pan y cereales- son bajos en lisina, por poner un ejemplo.

Sería necesario comer ½ kilo de patatas en comparación a los 30 gramos de carne necesarios, sin contar la cantidad de hidratos que estaríamos ingiriendo de más con el tubérculo.

Además, el crecimiento y reproducción de las células exigen que todos los aminoácidos esenciales sean ingeridos al mismo tiempo en la misma comida. Un aminoácido que no haya sido ingerido no puede ser suministrado algunas horas después, aguardando que los esenciales le estén esperando para formar una proteína completa.

Ya te habrás imaginado las dificultades que puede tener un vegetariano para poder desarrollar músculo. No es imposible; de hecho, yo he tenido varios clientes veganos y vegetarianos, pero hay que combinar en cada comida diferentes fuentes de cereales, legumbres y/o vegetales para que todos los aminoácidos esenciales estén presentes en ese momento al hacer la digestión.

Vale, la proteína es imprescindible si quiero ganar y mantener musculatura; pero **¿cuánta proteína necesito diariamente para desarrollar mi musculatura o mejorar mi tono muscular?**

Vas a necesitas entre 2-3 gramos diarios por kilo de peso muscular (no de peso corporal). Esto quiere decir que si pesamos 100 kg. a un 10% de grasa, tendremos 90 kg. de peso magro muscular, donde necesitaremos en torno a 180-270 gramos de proteína.

La mayoría de los hombres trabaja bien y no necesita más de 2,5-2,8 gramos por kilo de peso magro, así que ese sería el rango que yo utilizaría para comenzar. Para las mujeres 1,8 gramos por kilo de peso magro suele ser la media ideal.

Y si ingiero más proteína ¿ganaré más músculo?

Cuando ingieres más proteína de la necesaria, de tal forma que el cuerpo no puede utilizarla para la reparación y creación de tejido muscular, en caso de estar carente de los hidratos de carbono suficientes, el cuerpo los utiliza como fuente de energía por medio de un proceso llamado neoglucogénesis; en caso contrario, es eliminado en parte por la orina y acumulado en forma de grasa. Así, el ingerir más proteína de la cuenta, dado el precio al que está la carne, huevos, pescado…conlleva el gastar en nuestra alimentación más dinero del necesario y con probabilidades de aumentar nuestro porcentaje graso sin ningún beneficio, además de hacer trabajar a nuestros riñones e hígado de más sin beneficio.

Ya sé que necesito consumir 2-3 gramos por kilo de peso muscular, pero ¿cómo lo calculo?

Más adelante te indico dónde consultar cuántos gramos de proteína tiene cada alimento.

Tienes que saber que no debes guiarte sólo porque sea una proteína completa con todos sus aminoácidos esenciales y la cantidad por cada 100 gramos que tenga cada uno de ellos. También influye la biodisponibilidad o valor biológico del alimento: esto significa que no podemos asimilar toda la proteína de los alimentos, sino sólo un porcentaje.

Por ejemplo, del huevo entero se asimila un 100% de su proteína, por eso la utilizamos como base y del resto sólo un porcentaje; aunque el huevo pueda tener menos proteína por 100 gramos que una pechuga de pollo, toda la que ingerimos es asimilable, por lo que lo ideal es que combines al cabo del día diferentes fuentes de proteína.

Podrás pensar: si el huevo es la mejor fuente de proteína, sólo como todos los días huevos, o si la segunda es el pescado blanco, como sólo pescado blanco.

El cuerpo necesita variedad y cuando lleva consumiendo un mismo alimento durante varios días, crea alergias. Empiezas con inapetencia y más tarde con hinchazón, gases, dolor estomacal, hasta puedes ponerte enfermo. Uno de los alimentos más alérgenos es el pollo.

Así que la misma fuente de proteínas 2 veces al día como máximo y el resto debe proceder de otras fuentes. Haz lo mismo también con los hidratos de carbono y las grasas.

Aquí tienes una tabla con la biodisponibilidad de cada fuente de proteína:

Valor biológico de la proteína	
Alimento	**Índice de proteína**
Huevo	100
Clara de huevo	88
Pollo/Pavo	79
Pescado	70
Ternera magra	69
Leche de vaca	60
Arroz integral	57
Arroz blanco	56
Cacahuetes	55
Guisantes	55
Trigo entero	49
Judías de soja	47
Patata	34

La fuente de proteínas de los vegetales, además de no ser completa, es poco disponible. Una razón más que no las hacen las más idóneas para utilizarlas como nuestra fuente principal de proteína diaria para crear músculo.

✓ **Clave 3:** Sin la suficiente ingesta diaria de proteínas, ¡no importa qué hagas!, el cuerpo no podrá crear músculo. **Consume entre 2-3 gramos de proteína por kilo de peso muscular si eres hombre y 1,8 gramos si eres mujer.**

✓ **Clave 4:** debes rotar diariamente el mismo alimento categorizado como proteína, hidrato de carbono o grasa para evitar alergias, ingiriendo como máximo 2 veces al día la misma fuente.

2. Los hidratos de carbono

Son los encargados de proporcionarle energía al cuerpo. Gracias a ellos podremos entrenar duramente en el gimnasio con las pesas, realizar nuestros ejercicios cardiovasculares y dejar a las proteínas hacer su trabajo para crear músculo.

Si no ingerimos suficientes hidratos de carbono en la dieta -sobre todo cuando queremos ganar masa muscular- la proteína será utilizada para aportar energía al cuerpo y los músculos, pero no para su función de creación de tejido muscular.

El producto principal del metabolismo de los hidratos de carbono es la glucosa o "azúcar de la sangre", que entra en nuestra corriente sanguínea proporcionando la energía necesaria que necesita nuestro sistema nervioso central. La que no se ha utilizado se almacena en los músculos e hígado en forma de glucógeno (es como un depósito que puede liberarse cuando se necesita, por ejemplo, cuando estamos entrenando). Lógicamente este depósito es finito (unos 350-500 gramos, dependiendo de la persona, donde 2/3 van al músculo y el otro tercio al hígado) por lo que una vez que los depósitos de glucógeno están llenos, se almacena el resto en forma de grasa.

Un entrenamiento de alta intensidad con pesas de 2 horas de duración puede vaciar nuestras reservas de glucógeno, pudiendo tardar el cuerpo hasta 48 horas en reponerlas completamente.

Y ahora que sé que necesito carbohidratos para poder entrenar duro y dejar que la proteína haga su trabajo ¿qué hidratos de carbono elijo?

Seguramente habrás oído que los dulces, caramelos y azúcar contienen una gran cantidad de hidratos de carbono, por lo que no es descabellado pensar que pudieran ser una buena fuente para llenar nuestros depósitos de glucógeno.

El problema está en que para poder asimilar los hidratos de carbono el cuerpo tiene una hormona dedicada a ello producida por el páncreas, llamada insulina. Esta se segrega cuando se detecta en el torrente sanguíneo una concentración de glucosa, pero si son demasiado elevados los niveles de glucosa, se almacenan en forma de tejido adiposo. Así que tenemos que huir de los picos de insulina en todos los casos (a excepción de reponer los depósitos de glucógeno justo tras un entreno, cuando el cuerpo está más receptivo al aporte de nutrientes para reponer el glucógeno y proteínas perdidos durante el entrenamiento).

Por el contrario, si elegimos hidratos de carbono de digestión muy rápida, la energía proporcionada nos durará tan sólo unos minutos, pudiendo pasar períodos del día o momentos de nuestro entrenamiento faltos de ella.

Para esto utilizamos una tabla de Índice Glucémico, que clasifica los alimentos que contienen hidratos de carbono respecto a su inmediato efecto sobre los niveles de glucosa en sangre; y buscamos siempre los alimentos que tengan un índice de 55 o menor.

Los carbohidratos que son rápidamente digeridos tienen un alto índice glucémico, de 70 o más. En estos alimentos la respuesta de la glucosa en sangre es alta y rápida, causando una reacción del cuerpo con una producción alta en insulina para bajar los niveles de glucosa. Por consiguiente, dichos alimentos se almacenan en forma de grasa más fácilmente que los de bajo índice glucémico, siempre y cuando estemos en un superávit calórico (es decir, que la cantidad de calorías que ingiramos sea superior a las calorías que necesitemos para mantenernos).

Si quieres perder grasa, como es más saludable el tener unos niveles estables de insulina (ya que la hiperinsulinemia es causante de muchas enfermedades, entre ella la diabetes), sumado a una distribución y aporte energético estable durante todo el día y menor probabilidad de acumularse en forma de grasa, **la mayoría de los hidratos de carbono de tu dieta deben estar basados en alimentos de bajo y moderado índice glucémico.**

De punto de referencia de índice glucémico se utiliza la glucosa (o pan blanco) con un índice de 100, y el resto de los alimentos son testados en función de este estándar.

Te adjunto una tabla para que puedas consultarlo. En Internet tienes muchas también.

Lo que tienes que tener también en cuenta es que un alimento puede tener un índice glucémico bajo pero muchas calorías y si te excedes, te engordará igualmente. Así, tienes que vigilar el número total de calorías que debes consumir diariamente, lo cual aprenderemos a hacer más adelante.

Indice glucémico de los alimentos	
Frutas	
Sandía	70
Plátano verde	70
Dátil	70
Melón amarillo	65
Pasas	65
Papaya	58
Fruta en conserva	55
Níspero japonés	55
Mango	50
Kiwi	50
Kaki-Caqui	50
Lichi fresco	50
Piña fresca	45

Uva	45
Pera	45
Plátano crudo	45
Arándano agrio	45
Higo seco	40
Ciruela secas	40
Melocotón	40
Manzana	40
Naranja	35
Naranja zumo recién exprimido	40
Granada fresca	35
Ciruelas frescas	35
Nectarina fresca	35
Chirimoya	35
Membrillo	35
Coco	35
Albaricoque seco	30
Pomelo	30
Cereza	25
Tomate	15
Tomate frito	45
Tomates secos	35

Ketchup	55
Albaricoque fresco	10
Higo fresco	35
Nueces	15-30
Cacahuete	15
Vegetales	
Chirivias	85
Zanahorias cocidas	85
Nabo cocido	85
Calabaza	75
Colinabo	70
Remolacha roja	65
Maíz en grano para ensaladas	65
Castaña	60
Yuca	55
Ñame	50
Guisantes	45
Judías secas	40
Lentejas	40
Habas verdes	40
Habas cocidas	65
Garbanzos	35

Judías negras	30
Frijol	30
Zanahorias crudas	30
Soja	15
Bróculi	15
Col lombarda	15
Berenjena	15
Calabacín	15
Vegetales verdes	0-15
Patatas	
Patatas salteadas	95
Patatas al horno con piel	90
Patatas fritas	95
Ñoquis	70
Puré de patata	80
Patatas cocidas	70
Patatas cocidas con piel	70
Boniato	55
Arroces y pastas	
Risotto	113
Arroz caldoso	90

Arroz instantáneo	85
Copos de arroz	80
Fideos de huevo	70
Arroz blanco	70
Pasta común	65
Tallarines chinos de arroz	65
Arroz basmati	60
Spaghetis blancos	60
Cuscús	60
Raviolis trigo duro	60
Sémola de trigo duro	60
Arroz silvestre	55
Arroz moreno	55
Cereal de arroz	55
Arroz integral	50
Pasta integral	45
Spagheti integral	40
Arroz salvaje	35
Panes, bollos, harinas y cereales	
Fécula de patata-almidón	95
Harina de arroz	95
Harina blanca de trigo	85

Tapioca	85
Pretzel	85
Panecillo hamburguesa	85
Pan blanco	85
Palomitas de maíz	85
Copos de maíz	85
Arroz inflado	85
Pan rallado para rebozar	80
Maíz	75
Pan de molde	75
Bollos blancos	75
Baguette -pan francés blanco	70
Bagels	70
Croisants	70
Brioche	70
Media luna	70
Harina de maíz	70
Mijo	70
Polenta	70
Cereales refinados	70
Musli azucarado	70
Harina de espelta	65

Pan integral de trigo	65
Pan semi-integral	65
Pan negro	65
Bizcocho de trigo integral	65
Cereales mixtos	65
Galletas de trigo	65
Harina trigo completa	60
Pizza	60
Pan de leche	60
Porridge de avena	60
Pan pita	55
Levadura de centeno	55
Avena	55
Cereal de arroz	55
Musli sin azúcar	55
Pan de centeno integral	50
Pan de bulgur	50
Pan con alto porcentaje de trigo triturado	50
Pan de avena y salvado	50
Pan integral tostado	45
Copos de avena	40
Pastel/torta	45

Trigo en grano	45
Cebada en grano	45
Harina integral centeno	45
Pasta de trigo integral	40
Harina de quinoa	40
Crepes integrales	40
Amaranto	35
Harina de garbanzo	35
Centeno en grano	35
Pan integral	35
Mostaza	35
Linaza (semillas)	35
Dulces y tentenpiés	
Jarabe de maíz	110
Glucosa	100
Patatas chips	98
Galletas saladas	85
Gominolas	80
Helado de cucurucho	80
Donuts (Doughnuts)	75
Arroz con leche	75
Azúcar refinado	70

Azúcar moreno	70
Miel	75
Galletas comunes	75
Galletas Graham	75
Rosca blanca	75
Pastas con levadura	72
Croisant	70
Barrita de chocolate	70
Chocolate con leche	70
Bizcochos de trigo integral	65
Galletas de trigo	65
Mermelada (con azúcar)	65
Sorbete/helado	65
Dulce de membrillo con azúcar	65
Jarabe de arce	65
Panela	65
Magdalenas	62
Helado crema con azúcar o edulcorante	60
Fruta en bote con azúcar	60
Galletas de mantequilla	55
Polvorón con azúcar	55
Nutella	55

Compota de manzana sin azúcar	35
Manzanas secas	35
Bebidas	
Cerveza	110
Zumo de frutas con azúcar	90
Bebidas isotónicas	80
Limonada	70
Bebidas de cola	70
Zumo de piña sin azúcar	50
Zumo de manzana sin azúcar	50
Zumo de arándano sin azúcar	50
Zumo de naranja sin azúcar	45
Sidra seca	40
Zumo de tomate	35
Zumo de limón sin azúcar	20
Productos lácteos	
Crema helada	60
Leche de coco	40
Yogur con fruta	35
Nata	30
Leche entera	30
Leche desnatada	30

Leche de avena	30
Leche de soja	30
Leche de almendra	30
Requesón	30
Yogur sin agregados, sin azúcar	15

Bajo índice glucémico	
Mahonesa industrial	60
Aceite de oliva	0
Huevo	0
Mahonesa casera	0
Quesos	0
Foie gras	0
Pescado, salmón, atún, etc	0
Carnes	0
Embutidos	0
Marisco	0
Mahonesa casera, huevo, aceite	0
Café, té	0

Aves, pollo, pavo, etc	0
Salsa de soja	0
Crustáceos	5
Hierbas aromáticas	5
Especias condimento	5
Vinagre	5
Vinagre balsámico	5
Aguacate	10
Aceitunas	15
Almendras	15
Avellanas	15
Cebolla	15
Coliflor	15
Bróculi	15
Repollo	15
Lechuga	15
Acelgas	15
Espinacas	15
Espárragos	15
Pepinos	15
Setas, champiñones	15
Soja	15

tofu	15
Jengibre	15
Fisalis-alquejenje	15
Rábano	15
Judías verdes	15
Coles de bruselas	15
Endibias	15
Hinojo	15
Apio	15
Brotes de semillas	15
Chile, pimiento picante	15
Pistacho	15
Anacardos	15
Nueces	15
Piñón	15
Cacahuetes	15
Salvado de trigo, de avena	15
Pimientos rojos	15
Calabacín	15
Puerros	15
Col fermentada-chucrut	15
Grosella negra	15

Pepinillo	15
Tempeh	15
Garrofín (semillas algarroba)	15
Berenjena	20
Alcachofa	20
Acerola	20
Salsa tamari sin dulce	20
Zanahoria cruda	20
Cacao en polvo sin azúcar	20
Chocolate negro 80%	20
Chocolate amargo negro 85%	20
Chocolate negro 70%	25
Guisantes secos	25
Frambuesa fresca	25
Puré de almendras sin azúcar	25
Hummus -puré de garbanzos	25
Moras	25
Arándanos frescos	25
Grosella blanca	25
Grosella roja	25
Fresas	25
Pipas calabaza	25

Cerezas	25
Guisantes secos partidos	25
Bayas de goji	25
Mandarinas-clementinas	30
Tomates	30
Garbanzos	30
Ajo	30
Albaricoque fresco	30
Mermelada sin azúcar	30

Ahora que ya sabes qué hidratos de carbono tienes que consumir, ¿cuántos gramos debes consumir al día?

Dependiendo de tu metabolismo, de tu actividad física (si además de un entrenamiento cardiovascular tienes un trabajo físico, haces ejercicio cardiovascular…) y si estás en proceso de perder grasa o de construir masa muscular, tus requerimientos de hidratos de carbono serán diferentes.

Si estás interesado en la pérdida de grasa corporal, debes bajar los carbohidratos para ayudar a entrenarte en un balance negativo de calorías (es decir, que las calorías ingeridas por los alimentos de forma diaria sean inferiores a los que tu cuerpo necesita para mantenerse) para que el cuerpo utilice la grasa almacenada como fuente de energía.

Para que nuestros niveles de energía estén altos durante el entreno, podamos recuperar todo el glucógeno perdido (la energía del músculo), entrenar duro al día siguiente y preservar nuestro tono muscular, debemos incluir los hidratos de carbono en nuestras comidas/bebidas antes, durante y después del entreno. Si con esto hemos consumido el total que tenemos asignado a los hidratos de carbono, no importa siempre y cuando no tengamos un trabajo físico.

Por el contrario, en un proceso de creación de masa muscular para un metabolismo medio, ni rápido ni lento, suelen ir bien unos 4-5 gramos de hidratos de carbono por kilo de peso corporal. No obstante, debes ir probando los resultados y si ves que no subes de peso al cabo de dos semanas, incrementar los carbohidratos, ya que hay personas con metabolismos muy rápidos que necesitan grandes cantidades.

No existe un número mágico para todo el mundo ni de carbohidratos ni de proteínas, grasas o calorías; partiremos de lo que debe funcionar para ti inicialmente en base a lo que nos dice la ciencia, y luego iremos ajustando hasta dar con la proporción de macronutrientes (proteínas, hidratos de carbono, grasas) y calorías ideales para ti.

✓ **Clave 5:** Debemos ingerir la cantidad diaria suficiente de hidratos de carbono, para poder tener energía para entrenar duramente y que el cuerpo pueda utilizar la proteína para crear músculo.

✓ **Clave 6:** Hay que escoger hidratos de carbono de índice glucémico por debajo de 55, para que no ganemos grasa y tengamos energía todo el día.

✓ **Clave 7:** Si estamos interesados en perder grasa corporal e ingerimos pocos hidratos de carbono, debemos ingerirlos en la comida/bebida antes y después del entrenamiento.

3. Las grasas

El primer error que se cometía años atrás y por desgracia se sigue cometiendo hoy día, es eliminar totalmente las grasas de nuestra dieta.

Para perder grasa corporal, haciendo que el cuerpo la utilice como reserva de energía, nuestra ingesta de calorías debe ser inferior a la que nuestro cuerpo necesita para mantenernos; a diferencia de las proteínas y las grasas, que contienen 4 calorías por gramo, 1 gramo de grasa equivale a 9 calorías.

Por eso parece una idea lógica que la forma más sencilla de perder grasa sea eliminarla de nuestra dieta.

↓ ¿Por qué necesitamos las grasas?

- Reparan las membranas de las células musculares dañadas, facilitando la conversión de ácido láctico en agua y dióxido de carbono, así que nos **ayudan a recuperarnos antes de los entrenos duros.**

- **Ayudan a quemar grasa.** Cuando los ácidos grasos insaturados son ingeridos en torno a un 12-15% de las calorías totales, incrementan el ratio de reacciones metabólicas, lo que resulta en un incremento de la quema de grasas.

- Ayudan al sistema inmune a pelear contra las infecciones.

- **Mantienen a raya el cortisol:** una hormona que ayuda a aumentar los niveles de azúcar en sangre en momentos de crisis, y que destruye nuestra masa muscular.

-Por otra parte, crean, entre otras:

- **Testosterona:** imprescindible para la creación de masa muscular y el rendimiento sexual. **Si no ingerimos las cantidades necesarias de grasa diaria ¡no podremos crear músculo!** Éste era un error en las dietas de los '80, basadas en pollo y arroz, donde no se ingería ningún tipo de grasa saludable.

- **Aldosterona:** la encargada de mantener el sodio y el balance de agua en el organismo.

- **Estrógeno y progesterona:** fundamentales para la reproducción en la mujer.

↓ Cuáles son las fuentes de grasa que debemos ingerir

No todas las grasas son iguales ni todas nos convienen. **Las grasas se clasifican en:**

- **Ácidos grasos saturados:** normalmente son sólidas o casi sólidas a temperatura ambiente. Es la grasa animal, como la de la carne roja, aves y lácteos. Los productos procesados y de comida rápida son saturados también en su mayoría.

Son consideradas como **grasas no saludables**, ya que hacen que el cuerpo produzca un exceso de colesterol malo o LDL, que aumenta el riesgo de problemas cardiovasculares.

- **Ácidos grasos insaturados**: hay dos clases a su vez:

  - **Monoinsaturados**: ayudan a bajar el colesterol malo o LDL, incrementando el bueno o HDL. Es el Omega-9 que se encuentra en el aceite de oliva y la nuez de Macadamia.
  - **Poliinsaturados**: también llamados "esenciales", porque el cuerpo no puede fabricarlos y necesitamos ingerirlos a través de la dieta. Son el Omega-6 (ácido linoleico) y el Omega-3 (ácido alfalinoleico).

El Omega-6 puede ser encontrado en el girasol, cártamo, maíz, sésamo y otros aceites. Las dietas actuales están sobresaturadas de Omega-6 porque aparece en el pan, cereales, pastas, pasteles y aceites procesados, por lo que no suele ser necesario suplementarse con él ni prestar demasiada atención a si estamos ingiriendo la cantidad adecuada.

El Omega-3, por el contrario, puede ser encontrado en pescados grasos como el salmón, pez espada, arenque, caballa y sardinas; también en semillas, cacahuete, nueces y almendras.

La falta de Omega-3, entre otras afecciones, causa **retardo del crecimiento muscular**. Para elegir la fuente adecuada de grasas, aquí tienes una tabla de los distintos alimentos y aceites:

Tabla por cada 100 gramos de producto		
	Omega-3	Omega-6
Pescados		
Salmón	2506 mg.	982 mg.
Sardinas	1480 mg.	3544 mg.
Boquerones	1478 mg.	97 mg.
Caballa	2670 mg.	219 mg.

Arenque	1729 mg.	130 mg.
Salmonete	449 mg.	88 mg.
Trucha	779 mg.	561 mg.
Atún	1298 mg.	53 mg.
Bacalao	195 mg.	5 mg.
Gambas	540 mg.	28 mg.
Moluscos (calamar, pulpo, etc)	496 mg.	2 mg.
Verduras		
Brocoli	129 mg.	38 mg.
Col rizada	180 mg.	138 mg.
Espinacas	138 mg.	26 mg.
Coles de bruselas	99 mg.	45 mg.
Col china	55 mg.	42 mg.
Perejil	8 mg.	115 mg.
Coliflor	37 mg.	11 ng.
Calabaza	24 mg.	14 mg.
Aceites		
Aceite de Oliva	761 mg.	9763 mg.
Aceite de lino	53304 mg.	12701 mg.
Aceite de girasol	200 mg.	39806 mg.
Frutos secos y semillas		
Semillas de lino	22813 mg.	5911 mg.

Pipas de calabaza	77 mg.	8759 mg.
Nueces	2006 mg.	33071 mg.
Avellanas	60 mg.	8403 mg.
Quinoa	307 mg.	2977 mg.
Anacardos	62 mg.	7782 mg.
Almendras	423 mg.	11880 mg.
Pipas de girasol	69 mg.	32785 mg.

✦ ¿Qué cantidad de ácidos grasos insaturados necesitas?

Con que ingieras entre 3-5 gramos de Omega 3 en la dieta es suficiente (dependiendo de tu peso) Dado que 100 gramos de salmón ya contienen 2,5 gramos, con que al cabo del día ingieras unos 200 gramos de pez azul (el mejor es el salmón), unas nueces o almendras y un poco de aceite de cáñamo, palma roja o pescado… tendrás cubiertas tus necesidades diarias.

Si eres de los que no les gusta el pescado azul, siempre tienes la opción de las cápsulas de Omega 3, pero tienes que fijarte que sean altas en EPA y DHA, un 30% más o menos entre ambos; no obstante, no son biodisponibles al 100%, eso significa que no vas a asimilar toda la cantidad que llevan, a diferencia de los alimentos. Además, fíjate en cuánto traen por pastilla, ya que porque sean de 1 gramo no significa que lleven 1 gramo de Omega 3: la caja debe especificar cuánto EPA y DHA contienen. Suma los dos para saber la cantidad de Omega 3 que tiene.

✓ **Clave 8:** Si no ingerimos ácidos grasos esenciales de forma diaria, nuestro cuerpo no podrá crear músculo ni quemar grasa. Es un error no ingerir grasa, tanto por salud como para nuestros objetivos de ganar músculo o perder grasa. Come semanalmente pescado azul, nueces, almendras y aceite de palma roja, lino o cáñamo para ello.

4. **Las vitaminas y minerales**

Los atletas tienen necesidades de vitaminas y minerales superiores a las personas sedentarias; por eso, veréis en las etiquetas de suplementos de vitaminas y minerales que son dosis superiores a las dosis diarias recomendadas.

No proporcionan energía ni crean músculo; esto es un mito de la publicidad que descubrirás en el apartado de mitos de la nutrición y el entrenamiento. Actúan conjuntamente con las enzimas del cuerpo para liberar la energía de los hidratos de carbono, proteínas y grasas. Las vitaminas deben ser ingeridas de forma diaria ya sea a través de alimentos o suplementos, ya que nuestro cuerpo no es capaz de fabricarlas.

Sin un aporte adecuado de vitaminas, nuestro cuerpo no podrá funcionar correctamente ni descomponer adecuadamente los nutrientes básicos para que puedan ser utilizados.

ⵢ Clasificación de las vitaminas

- **Liposolubles**: son las que se disuelven en grasa y aceite (A, D, E y K) y pueden almacenarse en el cuerpo. Estas vitaminas puedes tomarlas de una sola vez, ya que el cuerpo las almacenará sin problemas. En caso de que te suplementes con ellas, debes descansar de su uso durante unas semanas.

- **Hidrosolubles**: son las que se disuelven en agua; incluyen todas las del complejo B y la C, y deben ser ingeridas diariamente en la dieta. Si te suplementas con vitaminas hidrosolubles, es mejor repartir la ingesta en varias tomas al día, ya que el cuerpo tiene una capacidad muy limitada para su almacenamiento; la vitamina que no pueda utilizar la desechará a través de la orina -haciendo que tu orina sea muy cara-, lo cual notarás por un color intenso.

Los minerales, a diferencia de las vitaminas, actúan como parte de la estructura del cuerpo de manera muy parecida a las proteínas, aunque más en el tejido óseo que muscular.

Respecto al debate de si un deportista o una persona que haga ejercicio debe suplementarse con vitaminas y minerales, la respuesta es que suele ser necesario en la mayoría de los casos, sobre todo porque por el procesado y la alimentación que llevan los animales durante su crecimiento (en el caso de los pescados y mamíferos) no disponen de las vitaminas que tenían antaño.

Dependiendo de la actividad de la persona o del nivel del atleta si se trata de tal, variarán tanto la suplementación a incluir como los requerimientos de la misma.

Por ejemplo, un maratoniano tiene muchas más necesidades de reposición de minerales y vitamina C que una persona que hace 30 minutos de pesas al día; a su vez, una persona que entrena y se alimenta para aumentar su masa muscular necesitará un aporte de vitamina B, para ayudar a digerir toda esa proteína encargada de crear músculo.

En la mayoría de los casos, un complejo vitamínico apoyado de una suplementación con vitamina C suele ser suficiente y no es necesaria la administración de vitaminas y minerales adicionales si se lleva una dieta equilibrada.

Respecto a los suplementos de vitaminas y minerales, los sintéticos suelen ser menos biodisponibles que los alimentos. Ocurre lo mismo que con el Omega 3: sólo un porcentaje es asimilable por nuestro cuerpo.

Sin embargo, desde hace unos años podéis comprar vitaminas y minerales extraídos directamente de las frutas y los vegetales, que son mucho más biodisponibles; suelen venir en polvo y tener el nombre de *Greens*. Estos son los que yo utilizo con mis atletas y personas interesadas en crear masa muscular o perder grasa.

Si estáis interesados en desarrollar masa muscular, además de las anteriores, éstas son las vitaminas que entran en juego en todo el proceso de construcción y transporte de nutrientes. Esto no significa que haya que tomarlas todas ni mucho menos; la mayoría de vosotros, con un complejo vitamínico de *greens* y vitamina C extra, no necesitaréis nada más.

- **Vitamina E**

Se encarga de expulsar los radicales libres del cuerpo, los mismos que aceleran el envejecimiento y degeneración de las células corporales.

Las dosis recomendadas suelen ser 400 UI diarios. Al ser liposolubles se almacenan en nuestro organismo y hay que descansar de ellas cada mes durante 4 semanas.

- **Vitamina C**

Es la encargada de la producción de colágeno, esencial para la formación del tejido conectivo de la piel, los huesos y los ligamentos; además, se trata de un potente antioxidante que lucha contra los radicales libres. Con entrenamientos duros donde hay gran cantidad de sudor, perdemos gran parte de la vitamina C y hay que reponerla, siendo una cantidad suficiente entre 500-2000 mg. diarios tras el entreno.

Se ha demostrado también que una suplementación de 500 mg. de vitamina C pre-entrenamiento previene la elevación del cortisol tras el mismo.

Los complejos vitamínicos suelen ser deficientes en la cantidad de vitamina C que necesitamos, por lo que es necesario incluirla aparte. Además, al ser hidrosoluble, no hay ningún peligro y se elimina por la orina en caso de que no sea utilizada. Se han empleado megadosis de decenas de gramos durante años en personas sanas sin ningún tipo de efecto secundario.

- **Vitamina B6**

Es muy importante cuando se consumen dietas altas en proteínas, ya que interviene en la formación del tejido muscular, ayudando en la descomposición de las proteínas en aminoácidos y en su asimilación.

Las dosis recomendadas suelen estar en torno a los 500-1000 mg. para propósitos de crecimiento muscular, pero nunca debe ingerirse sola sin acompañarla del resto de las vitaminas del grupo B, ya que podría causar un desequilibrio o deficiencias de otras vitaminas.

- **Calcio**

Además de la función sobre el sistema óseo por el que es popular, ayuda en la contracción y el crecimiento muscular, y en la prevención de calambres musculares.

La dosis recomendada es de 1200 mg. al día en igual proporción al magnesio. Hay que tener cuidado en no excederse, ya que la sobre-suplementación con calcio podría provocar una descalcificación de los huesos.

- **Agua**

El agua es el nutriente olvidado pero el más importante de todos, ya que todas las reacciones químicas del cuerpo requieren agua. El cuerpo está hecho de un 60% de agua y el músculo de un 75%.

Si no consumimos suficiente agua, retendremos líquido; no podremos asimilar bien las proteínas, hidratos ni grasas; impediremos que las vitaminas y minerales cumplan sus funciones; no podremos entrenarnos, ni mejorar nuestro rendimiento deportivo ni crecimiento muscular. En una hora de entrenamiento intenso, se pueden perder de 1 a 1,5 litros de agua.

Un buen indicador de si bebes la suficiente agua es si tu orina tiene un color transparente al menos en 5 micciones. **No ingerir la suficiente agua se traducirá en sed, náuseas, mareos, fatiga muscular y debilitamiento.** Para las mujeres la ingesta adecuada suele estar en torno a los 2 litros diarios y para los hombres entre los 3-4 litros, siempre de agua mineral pura: no se deben contabilizar las bebidas con calorías, azucaradas o el alcohol.

Para elegir el agua que debes comprar, fíjate siempre en el pH que tiene; que sea de un mínimo de 7. Algunas marcas -por no decir la mayoría- no lo ponen, así que buenas marcas en España son *Aquabona* o *Font d'or*.

El pH no sólo del agua, sino de la ingesta de alimentos alcalinos, como son las verduras, frutas, cereales... contrarresta la acidez de productos ácidos como los proteicos (huevos, carne, lácteos, en menor medida pescados), café... y hace que el organismo esté en un entorno sano y equilibrado para asimilar todos los nutrientes, que funcione correctamente y pueda mantener las contracciones musculares durante el entreno, permitiéndote entrenar con cargas más elevadas durante más tiempo.

Muchas de las enfermedades de hoy día se originan por un entorno ácido, así que no lo subestimes y ten presente el incluir vegetales, frutas y agua con un buen nivel de pH.

✓ **Clave 9:** Debemos incorporar de 3 a 4 litros de agua diarios los hombres y 2 litros las mujeres para asimilar todos los alimentos que ingiramos, tener energía y no retener líquidos.

⤸ **Tabla de calorías y nutrientes básicos**

Con lo aprendido hasta ahora seguro que querrás conocer a fondo cuántas proteínas, hidratos de carbono, vitaminas y minerales tiene un alimento específico.

Te dejo varios recursos: un par de webs, una tabla en mi sitio y aplicaciones para móviles donde se te indican los macronutrientes, vitaminas y minerales de cada alimento e incluso se calculan las calorías totales, proteínas, hidratos de carbono y grasas consumidos a lo largo del día, tanto totales como en porcentaje, sin la laboriosa tarea de hacerlo a mano con una hoja de cálculo:

-http://www.fatsecret.es/

Te indica calorías, grasas e hidratos de carbono en varias medidas, e incluso de muchos supermercados. Totalmente recomendado.

-https://www.myfitnesspal.com/es

Esta es la aplicación más conocida y te la recomiendo encarecidamente. Tiene un calculador de cuántas calorías se quema de media con un tipo determinado de ejercicio y tiempo. No es totalmente real porque depende de la persona (ritmo, edad, sexo…) pero da una orientación.

-http://www.antonioyuste.com/descargas/tabladecalorias.zip

Tabla de calorías en mi web, muy completa, que te indica además de los macronutrientes, las vitaminas y minerales de cada alimento. Están ordenados por orden alfabético.

No hace falta decir que debes medir lo que comes. No servirá de nada que nos pongamos a calcular las calorías que necesitas totales, de proteínas, hidratos, grasas si a la hora de comer no sabes si estás cocinando y comiendo 200 ó 400 gramos de pollo.

No es necesario que peses los alimentos todos los días, pero puedes utilizar medidas fáciles como tazas o cucharadas; el primer día, comprueba a cuánto equivale un filete de pollo o de salmón, o cuánto pesa una patata mediana. Sino, con sólo 50 gramos de desviación por 5-6 comidas que hagas al día, una dieta de pérdida de grasa se puede transformar en ganancia de masa muscular.

✓ **Clave 10**: Debes saber qué cantidad de alimento estás ingiriendo en cada comida, para que al finalizar el día hayas consumido las calorías y macronutrientes que te has marcado, ni más ni menos.

⚓ Trucos para pasar menos tiempo en la cocina

La mayor parte de la semana tienes que seguir una alimentación diferente a la de la población en general (que suele comer lo primero que encuentra en la nevera o lo que le apetece en ese momento), y lo más seguro es que al principio te cueste organizarte. Así, voy a dar **unos cuantos consejos para que te sea todo más fácil e inviertas menos tiempo en esta tarea:**

1. Una compra semanal

Intenta no ir todos los días al supermercado, no pierdas tu tiempo en eso. Puedes hacer una compra semanal y si no quieres ni desplazarte, puedes pedirla por Internet.

2. Cocina para varios días

Lo que siempre le digo a mis clientes: que se hagan la pasta o arroz para varios días y lo metan en una fiambrera hermética en el frigorífico, porque el cocinar arroz o pasta con el tiempo que conlleva, sumado a fregar los utensilios de cocina, es mucho tiempo perdido.

3. Patatas y tortillas al microondas

El sabor de las tortillas al microondas (aunque sean biodisponibles cocinadas de esta forma) a mí personalmente no me gusta; prefiero hacerlas en la sartén, pero hay muchas personas a las que les encanta.Tampoco tienes que poner el horno para hacerte una patata o boniato. La pinchas con un tenedor varias veces y la pones en el microondas.

4. Cómprate una arrocera

Las suelen vender en algunas tiendas donde venden alimentos asiáticos. Cuestan unos 20-30€ y puedes hacer tanto arroz como verduras al vapor; sólo le echas agua y el arroz o verduras, le das al botón y sin hacer nada, a los minutos saltará el botón y te avisará que ya está listo. Esto te ahorrará mucho tiempo, ya que la mayoría de las comidas que harás de pescado o carne van acompañadas de arroz o verduras. Así, sólo deberás preocuparte de darle vuelta y vuelta al pescado o a la carne en la sartén en 5 minutos.

Además, como las arroceras son de gran capacidad, tienes para varios días si quieres, si metes la preparación en el frigorífico.

5.   No compres el pan a diario

Si tienes un paladar muy delicado, te encanta el pan recién hecho y te merece la pena, eres libre de hacerlo, pero puedes comprar varias barras de pan integral de supermercado o panadería y luego tostarlo el día que lo vayas a comer. Personalmente, me daría mucha pereza perder mi tiempo yendo exclusivamente a la panadería todos los días.

6.   Compra tu agua semanal

Lo mismo que en el caso del pan, vas a tener que beber entre 2-4 litros diarios de agua, si no lo haces ya, que deberías. E ir todos los días a por agua consume tiempo. Compra varias garrafas de 8 litros para la semana. Incluso tengo clientes que hablan con una empresa que les pone un dispensador en su casa de 25 litros de los que usan en las empresas, se lo reponen y sólo sale un poco más caro que el agua de supermercado. Así que es otra opción a valorar.

También, puedes comprar un filtro para tu grifo que te elimina las impurezas y evitar comprar agua. Lo que debes preguntar y tener en cuenta es el nivel del pH resultante del agua, que debe de estar por encima de 7. Como hemos hablado, el pH de nuestro sistema digestivo y sanguíneo es muy importante para nuestra salud y rendimiento, así que no lo descuides.

7.   Varias comidas a la vez

En la mayoría de las casas siempre hay varios fuegos en la vitrocerámica o gas, así que en lugar de estar viendo durante 5 minutos cómo se hace tu pollo o tu pescado, si luego tienes que comer una tortilla para cenar o un pescado, ¿por qué no lo pones en otra sartén, lo guardas en una fiambrera en el frigorífico y luego le das vuelta en la sartén o lo pones en el microondas ya cocinado?

Con estos simples consejos no debes pasar más de 30 minutos al día en la cocina. Tienes que tener también presentes tus horarios personales y de trabajo, y qué es más cómodo para ti. Por ejemplo, si no puedes comer en la oficina, llévate un batido o algo fácil de comer como un sándwich de pan de centeno o espelta con pavo en lonchas, y no una fiambrera que tengas que comer con cuchara y tenedor.

Adapta la comodidad de tus comidas a la disponibilidad que tengas para el momento en el que la vayas a realizar; tan sólo tienes que preocuparte a lo largo del día de haber cumplido con tu ingesta de calorías y macronutrientes.

✓   **Clave 11:** Planifica la comodidad de tus comidas según tu disponibilidad para el momento en que vayas a realizarla.

4.   QUÉ MESOTIPO ERES

Hay básicamente 3 tipos de físicos:

- **Ectomorfo**: Es una persona de articulaciones largas, con unos depósitos de grasa muy bajos y poca musculatura. Estas personas necesitarán grandes cantidades de hidratos e incluso de grasas para aumentar su musculatura. Si compruebas que eres uno de ellos y ves que no ganas peso, es que no ingieres las calorías suficientes.

- **Mesomorfo**: Este es el que todo deportista, *fitness* y culturista le gustaría ser. Tiene mucha facilidad de crear músculo y a la vez no le cuesta esfuerzo mantener un bajo porcentaje de grasa corporal. Con ingerir los hidratos de carbono, grasas insaturadas y proteínas suficientes, no tendrá ningún problema en crear masa muscular.

  Por desgracia, es muy difícil encontrar un mesomorfo puro, pero si has sido bendecido con esta morfología, estás de enhorabuena.

- **Endomorfo**: Es el que tiene un porcentaje de grasa corporal muy elevado y le cuesta demasiado bajarlo; sin embargo, el crear masa muscular no suele ser un problema para él. Si es tu caso, necesitarás menos hidratos de carbono que un ectomorfo para ganar musculatura y grasa, teniendo cuidado de no ingerir demasiadas calorías si no deseas aumentar tu tejido adiposo.

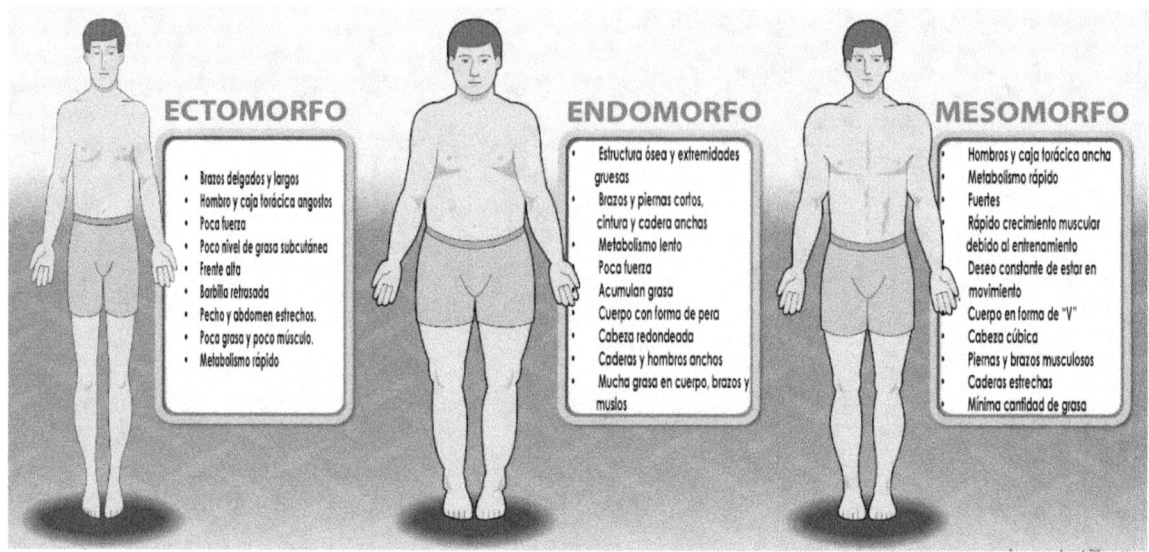

ECTOMORFO
- Brazos delgados y largos
- Hombro y caja torácica angostos
- Poca fuerza
- Poco nivel de grasa subcutánea
- Frente alta
- Barbilla retrasada
- Pecho y abdomen estrechos.
- Poca grasa y poco músculo.
- Metabolismo rápido

ENDOMORFO
- Estructura ósea y extremidades gruesas
- Brazos y piernas cortos, cintura y cadera anchas
- Metabolismo lento
- Poca fuerza
- Acumulan grasa
- Cuerpo con forma de pera
- Cabeza redondeada
- Caderas y hombros anchos
- Mucha grasa en cuerpo, brazos y muslos

MESOMORFO
- Hombros y caja torácica ancha
- Metabolismo rápido
- Fuertes
- Rápido crecimiento muscular debido al entrenamiento
- Deseo constante de estar en movimiento
- Cuerpo en forma de "V"
- Cabeza cúbica
- Piernas y brazos musculosos
- Caderas estrechas
- Mínima cantidad de grasa

✓ **Clave 12**: Descubre qué mesotipo eres y confecciona tu alimentación en base a ello.

5.   GANAR MÚSCULO Y PERDER GRASA ¿ES POSIBLE?

Esto es algo muy común. Cuando llega una persona que necesita que la ayude a transformar su físico, lo primero que me dice es que sus objetivos son ganar músculo y a la vez perder grasa. **Fisiológicamente es imposible**, ya que son objetivos antagonistas.

Para que el cuerpo pueda crear músculo (además de los estímulos necesarios con el entrenamiento) necesita que haya un superávit calórico. Esto significa que se deben ingerir más calorías de las que el cuerpo necesita para mantenerse, para que el organismo pueda crearlo. Al ingerir más calorías de las necesarias, es imposible que el cuerpo queme la grasa corporal que tiene almacenada para ser utilizada en forma de energía.

En el caso contrario –de que queramos bajar nuestro porcentaje de grasa corporal- debemos estar en un balance negativo de calorías: que las calorías ingeridas sean inferiores a las que nuestro cuerpo necesita para mantenerse, y tenga que recurrir a sus depósitos de grasa para utilizarlos como fuente de energía. En este entorno, el cuerpo no tendrá el exceso de proteínas suficiente para crear músculo.

✓ **Clave 13**: No se puede perder grasa y ganar músculo a la vez. Escoge tu primer objetivo.

La estrategia que yo sigo con todos mis clientes y la que te recomiendo, es que **no estás en el entorno adecuado para comenzar a ganar masa muscular si tu porcentaje de grasa está como máximo a un 11%.** Si no tienes un *caliper* para medirte (son como unas pinzas con que te coges la grasa que hay en varias zonas del cuerpo y con una fórmula calculas el porcentaje graso de tu organismo), el cual es de los métodos más fiables, huye de la biompedancia (esa máquina que la agarras como un volante y que con una corriente eléctrica que recorre tu cuerpo hasta llegar al punto de origen, te calcula el porcentaje de grasa corporal que tienes). Si no se te ven los abdominales, tienes un porcentaje de grasa superior y necesitas perder primero un poco.

Yo sigo esta estrategia porque aunque metamos un pequeño superávit calórico para ganar tono muscular, algo de grasa se gana en el proceso. Entonces, si no empezamos con un porcentaje de grasa bajo, acabaremos con un porcentaje de grasa demasiado elevado y serán demasiados kilos que deberemos perder luego para lucir la musculatura que hemos conseguido.

También, irónicamente, mientras más bajo sea nuestro porcentaje de grasa corporal nuestros niveles hormonales estarán más equilibrados y óptimos para crear masa muscular (niveles más altos de testosterona que ayudan a crear músculo y fuerza, bajos niveles de cortisol que evitan la destrucción muscular, bajos niveles de estrógenos y progesterona, altos niveles de hormona de crecimiento e igf-1 que también potenciarán el desarrollo muscular y la pérdida de grasa).

Mientras más alto sea nuestro porcentaje de grasa, más nos costará ganar músculo.

Y ahora la pregunta que te has estado haciendo: **¿cuándo debo parar de construir músculo?** Cuando hayas estado algunos meses construyendo músculo y tu porcentaje de grasa haya llegado al 15%, es hora de perder la poca grasa que hemos ganado en el proceso y lucir el músculo que hemos conseguido.

Este proceso podemos repetirlo tantas veces como deseemos si no hemos adquirido toda la masa muscular que deseamos durante años. De hecho, es la estrategia que se suele utilizar en el fisicoculturismo.

Una buena forma de medir si estás consiguiendo buenos resultados, es que cada mes ganes peso pero no te excedas más de un kilo por mes. Esto es porque el cuerpo no puede crear masa muscular tan rápido y el ganar más peso en ese tiempo sólo hará que aumenten tus depósitos de grasa, bajen tus niveles hormonales y te sea más difícil crear músculo. Así, antes deberás empezar a perder la grasa que has ganado y por tanto, tendrás menos tiempo para crear músculo.

Este era un error que cometían los fisicoculturistas y *fitness* en el pasado. Hacían lo que se llamaba la "etapa de volumen" y metían una cantidad muy alta de calorías, mucho más del superávit calórico que necesitaba el cuerpo para crear la máxima musculatura que podían; cogían 20-30 kg. de peso corporal que luego tenían que perder. Esto no sólo es innecesario, sino perjudicial para nuestro sistema hormonal; para nuestro cuerpo será como si estuviéramos subidos en una montaña rusa... por no mencionar la cantidad de estrías que aparecen por esa cantidad de peso que se gana en tan poco tiempo.

Así que intenta estar en forma todo el año, con un poco más de grasa o menos dependiendo de si estás creando músculo, perdiendo grasa o manteniéndote. Además de estar más saludable, estarás mucho más motivado para ir al gimnasio, entrenar en casa o en la calle y hacer tu plan de alimentación si te gusta lo que ves en el espejo, en lugar de una barriga que sobresale por encima de tu pecho o grandes glúteos.

- ✓ **Clave 14**: Sólo empieza a crear músculo si estás como máximo a un 11% de grasa corporal y comienza a perder grasa cuando hayas llegado a un 15%.

- ✓ **Clave 15**: No subas más de un kilo al mes de peso corporal si deseas ganar masa o tono muscular, ya que sino, la mayor parte será grasa.

6.   CALCULANDO MIS NECESIDADES CALÓRICAS PARA MIS OBJETIVOS

Ya sea para ganar tono muscular o perder grasa, primero deberemos saber cuántas calorías necesitamos para mantenernos, y a partir de ahí, subir o bajar calorías en función de nuestros objetivos.

Para calcular las calorías de mantenimiento, se calcula primero el metabolismo basal (BMR) y se le añaden las calorías de la actividad que realicemos, utilizando la siguiente fórmula para los hombres:

BMR = 66 + (13.7 x peso magro en kg) + (5 x altura en cm) - (6.8 x edad)

Para las mujeres me gusta utilizar más la fórmula de Mifflin:

10 x peso (kg) + 6.25 x altura (cm) – 5 x edad (y) – 161

Para un hombre de 90kg a un 12% de grasa tendríamos un metabolismo basal de unas 1850 calorías (esto sería lo que necesitaríamos para mantenernos sin salir de la cama, dedicados sólo a comer y dormir) pero como realizamos una actividad exigente de entrenamiento con pesas y entrenamiento cardiovascular, tendremos que sumarle el factor de actividad:

- Sedentario = BMR X 1.2 (poco o ningún ejercicio, trabajo de oficina)

- Ligeramente activo = BMR X 1.375 (ejercicio/deportes livianos 1-3 días/semana)
- Moderadamente activo = BMR X 1.55 (ejercicio/deportes moderados 3-5 días/semana)
- Muy activo = BMR X 1.725 (ejercicio/deportes duros 6-7 días/semana)
- Extra activo = BMR X 1,9 (ejercicio diario/deportes duros y trabajo físico o 2 X día de formación, es decir maratón, concurso, etc.)

Siguiendo con el ejemplo, vamos a poner que entrenas duro durante 4 días con pesas y 4 sesiones cardiovasculares de 30 minutos de intensidad moderada.

-Calorías para mantenimiento = BMR x 1,55 (en nuestro caso) = 2862,9 calorías

Ya sabemos que necesitamos unas 2860 calorías para mantenernos en nuestro peso. Para bajar de peso le restaremos unas 400 calorías o multiplicaremos por 0,9; si adicionalmente realizamos entreno cardiovascular, reduciremos el porcentaje de grasa corporal en semanas sin problemas.

Siempre te recomiendo establecer un déficit de máximo un 20%, ya que sino podrás perder tono muscular al tener que llevar un plan de alimentación demasiado restrictivo, alterar tu sistema hormonal a la baja dificultando el proceso, y resentir tu estado anímico y motivacional. Así que es mejor no querer perder demasiados kilos en un mes y hacerlo con salud, conservando tu tono muscular y energía de forma permanente.

+ **Para ganar músculo**

Dependiendo de la cantidad de grasa que estés dispuesto a ganar:

- **Máxima ganancia muscular con grasa**: calorías para mantenimiento x 1,3
- **Ganancia significativa de músculo con algo de grasa**: calorías para mantenimiento x 1,2
- **Pequeña ganancia de músculo sin casi grasa**: calorías para mantenimiento x 1,1

El subir más las calorías, al tener el cuerpo una capacidad limitada de crear músculo, sólo servirá para que aumentes tu porcentaje de grasa.

Como ya sabes, entre 2,5-3 gramos de proteína por kilo de peso magro corporal funciona muy bien para ganar músculo, y el resto de calorías no asignadas para los días de entrenamiento a partes iguales entre hidratos de carbono y grasas. Para los días de no entrenamiento de la parte no asignada tras restar las proteínas, un 80% de grasas y un 20% de los hidratos de carbono.

⭣ Para perder grasa

Según tu tipo de metabolismo te recomiendo:

-Ingesta de proteína

- Mesomorfos: 2,6 gr. - 2,9 gr./kg.
- Ectomorfos: 3-3,5 gr./kg.
- Endomorfos: 3-3,3 gr./kg.

-Ingesta de grasa

- Mesomorfos: 16-23% de las calorías totales
- Ecto y endomorfos: 23-38% de las calorías totales

-Ingesta de carbohidratos

- Las que no se hayan asignado a proteínas y grasas.

La ingesta más alta de proteínas para endomorfos es por su efecto térmico, no porque necesiten más proteína para mantener su masa muscular.

Antes de entrenar, consume hidratos para evitar el cortisol. Estos cálculos deben servirte sólo como referencia de punto de partida, ya que dependiendo de muchos otros factores, incluyendo tu metabolismo, tendrás que modificar las calorías según los resultados que vayas obteniendo.

Con mis atletas yo utilizo la fórmula de Cunningam (debido a que utilizamos el peso muscular exento de grasa, que es aún más preciso, dado que trabajo con algunos atletas de gran masa muscular). Respecto a las calorías consumidas durante el entrenamiento, utilizamos el método de calorimetría indirecta para llevar el plan alimenticio de forma mucho más exacta para los atletas de resistencia (básicamente consiste en un entrenamiento con una prueba para determinar cuánto dióxido de carbono y oxígeno se libera; con el coeficiente entre los dos, al cual le atribuye el nombre de RER, se calcula cuántos hidratos de carbono, grasas y calorías se están utilizando en ese entrenamiento, y dependiendo del día de entrenamiento se asignan unas calorías y una proporción de hidratos de carbono y grasas. Esta prueba debes ir a hacerla a un centro deportivo).

Como tu entrenamiento normalmente va a tener más o menos el mismo volumen y va a ser con entrenamiento con pesas, la fórmula de Harris y estas estimaciones tendrás unos cálculos aceptables para comenzar.

✓ **Clave 16:** Calcula las calorías que necesitas para mantenerte y súbelas para ganar músculo o bájalas para perder grasa con un máximo de un +-15-20%.

7.   COMIDAS Y DÍAS DE REALIMENTACIÓN

Empiezas un plan de alimentación para perder grasa corporal y comienzas a reducir grasa. Estás muy contento, pero a las pocas semanas vas viendo como la pérdida de grasa se ralentiza e incluso parece que se detiene. Por qué ha ocurrido esto, te preguntas. Sigues la misma dieta, el mismo entreno, pero ya no existen resultados. Bajas aún más las calorías, y aunque al principio reduces un poco más, te vuelves a estancar, llegando ya un momento en que no puedes bajar más las calorías.

Es normal que a medida que haya menos grasa que perder, la bajada sea más lenta, pero un estancamiento durante unas semanas ya necesita solución; indica que **nuestro planteamiento actual no es el correcto para seguir consiguiendo resultados.**

Hay varios factores por los que ocurre esto. El primero y más común es que el cuerpo es inteligente y cuando le suministras pocas calorías durante una larga temporada, él se adapta para sobrevivir con el menor número de calorías, descendiendo su metabolismo basal en reposo. Es como si al motor de un coche le entran 2 litros de gasolina todos los días en lugar de 10, él ya va a intentar optimizar esos 2 litros de gasolina sin acelerones, parando el motor cuando no se está andando. En definitiva, ahorrando las máximas calorías posibles.

¿Cómo puedes solucionar esto?

Con los **días de *refeed* –realimentación– o "días trampa"**, de los que habrás escuchado. Un día trampa y un día de realimentación no son lo mismo, pero al haber un exceso de calorías en ambos, nos sirven para el mismo propósito.

En un día de realimentación, se sigue el plan de alimentación pero se varían las cantidades para subirlas como mínimo al nivel de mantenimiento corporal, sobre todo los hidratos de carbono.

En un día trampa, hay un exceso de calorías pero se varían los alimentos y se comen cosas fuera del plan de alimentación, también como motivo de socialización y descanso mental.

Cuando el cuerpo recibe pocas calorías durante un período de tiempo continuado, baja sus niveles de leptina (una hormona que se encarga de la quema de grasas) y aumenta la grelina (producida por el estómago y que se encarga, entre otras cosas, de aumentar la sensación de hambre) para forzarte a que comas más.

Lo ideal es que los niveles de leptina nunca bajen para seguir quemando grasa.

¿Cómo conseguimos esto? Si cada 6-12 días añadimos un día completo de sobrealimentación, sorprendiendo al cuerpo con un exceso de calorías, tus niveles descenderán menos y se seguirá quemando grasa.

Esto no significa comer todo lo que te apetezca sin control, sino subir hasta las calorías de mantenimiento incrementando los hidratos y bajando proteínas y grasas. También hay otros planteamientos, como subir por encima del nivel de mantenimiento con una ingesta equilibrada de macronutrientes.

Lo que suele ayudar -a nivel tanto hormonal como psicológico- es incluir el sábado o domingo como día de realimentación, o una o dos comidas semanales, y así podemos socializar sin problemas. No tendremos que sacrificar nuestro estilo de vida y relaciones por querer mejorar nuestro físico.

Una buena comida de *refeed* debe contener tanto proteínas como hidratos de carbono y grasas; puede ser por ejemplo una pizza o sushi con un trozo de tarta de postre. Yo te recomiendo que tu comida trampa sea al final del día, porque como será una comida alta en calorías y grasas seguramente, tardarás bastante en digerirla; así, podrías llegar a saltarte el resto de las comidas, corriendo el riesgo al final de no hacer una sobrealimentación.

Un día completo sería una de esas comidas más un plato de pasta grande y alimentos sanos en mayores cantidades, sobre todo con hidratos de carbono.

Para estructurar los macronutrientes en tu día de realimentación, te recomiendo:

- Mantener la grasa tan baja como sea posible, ya que los niveles altos de insulina transportarán la grasa al tejido adiposo.

- Reducir la proteína a 0,5gr./kg de peso corporal.
- Incrementar las calorías hasta el nivel de mantenimiento y subir los carbohidratos entre el 50-100% sobre los niveles normales de la dieta. Esto te recarga de glucógeno muscular, sintiéndote los días posteriores lleno de energía, fuerza y con mayor tamaño muscular, además de que eleva tus niveles hormonales.

✓ **Clave 17**: Incluye un día de realimentación completo durante la semana o 1 comida semanal para evitar que tu organismo detenga la quema de grasa.

8.   DÍA DE INFRALIMENTACIÓN

Este es el proceso contrario que se utiliza cuando queremos ganar músculo: hay siempre un excedente de calorías y el cuerpo regula su metabolismo al alza, por lo que al cabo de un tiempo hay que subir las calorías para seguir ganando peso y músculo.

Sin embargo, si un día comemos menos calorías de las que el cuerpo está acostumbrado -a nivel de mantenimiento ó 300 calorías menos por debajo del mantenimiento- podremos reducir la necesidad de aumentar las calorías extremadamente conforme vayan pasando las semanas.

En las dietas actuales de ganancia de tono y masa muscular, una estrategia que funciona muy bien es variar la ingesta de hidratos de carbono dividiéndola en los días de entreno y los de descanso. De esta forma, los días que se entrena se está en un superávit calórico superior -con una mayor ingesta de hidratos de carbono que necesitaremos para el entrenamiento- y en los días de descanso hay sólo un ligero superávit calórico -menor que el de los días de entrenamiento- con una ingesta inferior de hidratos de carbono.

Aún siguiendo esta estrategia, **te recomiendo que cada 15 días metas un día de infralimentación**, porque sigues estando todos los días en superávit calórico.

9.   CUIDADO CON LAS CALORÍAS INVISIBLES

Es muy común que al comenzar con un plan de alimentación para ganar músculo o perder grasa, hagamos todas las cuentas bien y sin embargo los resultados no sean los esperados. Me llegan personas interesadas en que les ayude a cambiar su físico que me comentan que, a pesar de seguir una dieta, no pierden grasa. Tras analizarla y ver un planteamiento correcto, empiezan a detectar los errores que tú también debes tener en cuenta en tu conteo de calorías.

- **Aceites**

    El aceite es una grasa, aunque algunas variedades contengan ácidos grasos monoinsaturados como el aceite de oliva; y como tal, aporta 9 gramos por cada gramo. Si cocinamos o añadimos a nuestra ensalada sólo 3 cucharadas de aceite de oliva, estaremos añadiendo a nuestra dieta casi 450 calorías. Así que para cocinar, una gota de aceite solamente: puedes restregarlo con una servilleta o echarlo en spray.

    Si quieres utilizar aceite de oliva en mayor cantidad, puedes, pero debes contabilizarlo en el total de calorías y grasas del día.

- **Bebidas calóricas**

    Esa cerveza, vino o refresco que te tomas cuando sales del trabajo o los fines de semana con tus amigos tienen calorías y algunas bebidas, demasiadas; así que debes mirar la etiqueta y contabilizarlo. Mi consejo es que intentes evitarlas porque son perjudiciales para la salud a largo plazo si consumes demasiado semanalmente; pueden producir diabetes y otras enfermedades como el cáncer.

Bebidas que puedes tomar: agua por supuesto, agua con gas, infusiones de cualquier tipo, y aunque no tengan calorías -pero de vez en cuando, porque llevan edulcorantes y todavía no se tiene muy claro si no son nocivos para la salud a largo plazo (hay estudios que dicen que sí y otros que no)-, Coca Cola zero, Pepsi light, Fanta zero y té 0 calorías; en general, cualquier bebida que tenga menos de 1 caloría por 100 mililitros.

- **Pan**

  Al menos en España, donde resido, es tradición comer con pan en las comidas; un buen pan integral, de centeno o espelta es una fuente excelente de hidratos de carbono y energía, pero si vas a comerlo, debes contabilizar sus calorías.

- **Salsas**

  Kétchup, tomate frito, mayonesa, la famosa salsa César (¿sabías que la salsa César que se le suele poner a las ensaladas tiene hasta un 80% de grasa?), chimichurri, salsa de soja… todas llevan calorías y mucho azúcar, así que evítalas cuando no estés disfrutando de tu día trampa o de realimentación.

  Otras alternativas son las salsas 0 calorías de Walden Farms, tomate triturado natural para tus pastas, vinagre o limón.

- **Azúcar**

  Ya sabes lo perjudicial que es el azúcar para tu salud y en grandes cantidades puede provocarte diabetes, así que intenta evitar consumirla en demasía.

  Por tomarte un café al día y añadir una cucharada de azúcar no pasa nada, puedes seguir haciéndolo, pero si ya son varios al día debes tenerlo en cuenta, ya que estarás añadiendo cientos de calorías diariamente.

Utiliza en su lugar *stevia*, que es un edulcorante natural sano que procede de la propia planta; tiene un 400% de poder endulzante más que el azúcar y es además beneficioso para la salud. Cómpralo siempre por Internet -en iherb.com, por ejemplo- o en herboristerías, ya que en los supermercados anuncian productos como stevia y si miras los ingredientes, sólo tienen un 5-10% del producto en su composición.

✓ **Clave 18**: Debes contar como calorías totales ingeridas al día el azúcar, las salsas, las bebidas calóricas y los aceites.

10. CÓMO MANTENER EL CORTISOL A RAYA

Hay un último factor que se suele tener poco en cuenta pero que es muy acusado -sobre todo en las mujeres- y es psicológico, aunque repercute en nuestros niveles hormonales.

Una mujer empieza una dieta hipocalórica y comienza a pesarse todos los días, buscando y exigiendo un resultado a diario. No tiene tiempo para nada, hace 2 horas de ejercicio cardiovascular a diario, sufre la ansiedad de los hijos y la pareja, duerme poco... y al cabo de las semana, ve que a pesar de entrenar y llevar una dieta hipocalórica no sigue perdiendo grasa. ¿Cuál es el motivo?

Un cortisol por las nubes, unos niveles de leptina por los suelos e índices altos de grelina. **¿Cuál es la solución? ¡¡¡Relájate!!!!** Pésate sólo cada 15 días, intenta tomarte las cosas de tu vida personal y laboral de forma más relajada, reduce el ejercicio cardiovascular, sube un poco las calorías y despeja tu mente sin pensar las 24 horas en resultados y dieta... En unos días, empezarás a ver resultados.

Algo muy sencillo para mantener a raya el cortisol -sobre todo durante el entrenamiento, que al suponer un estrés para el cuerpo es cuando más se eleva- es la ingesta de hidratos de carbono previo y/o durante la práctica del ejercicio. En una comida sólida, los hidratos de carbono deben incorporarse siempre al menos 90 minutos antes para que no interfieran con la digestión; y durante la sesión de entrenamiento, tienen que ingerirse hidratos de carbono de alto índice glucémico, con rápida asimilación (como una ciclodextrina o amilopectina, entre otros)

Si ves que sigues todos los pasos de entrenamiento y alimentación citados, pero tu pérdida de grasa corporal se estanca, analiza si puede ser por el cortisol debido al estrés. Puedes confirmarlo con una analítica, pidiendo este valor a tu médico.

✓ **Clave 19**: El cortisol destruye músculo y evita la pérdida de grasa. Se eleva con el estrés y la ansiedad. Así que intenta mantenerlo al mínimo.

11. POR QUÉ EL CUERPO CREA MÚSCULO

Al cuerpo no le podemos hacer entender que queremos estar guapos para ir a la playa, ligar, gustarnos más al espejo o ganar una competición. **El cuerpo únicamente crea músculo, gana fuerza y mejora su condición cardiovascular cuando se le somete a un esfuerzo al que no está acostumbrado.** Se defiende -en el caso de crear músculo- aumentando el tamaño de sus fibras musculares, haciéndolas más fuertes para poder afrontar ese esfuerzo en el futuro.

El cuerpo no quiere músculo; de hecho, es un inconveniente para él, ya que necesita más calorías para mantenerlo, mientras lo que desea es sobrevivir con el menor esfuerzo posible. Por eso, en el momento en el que una semana estemos sin hacer entrenamientos más intensos que los anteriores, dejaremos de progresar y si bajamos demasiado la intensidad, perderemos músculo.

✦ ¿Qué es la intensidad?

La intensidad del entrenamiento es básicamente el esfuerzo que puede suponerle al cuerpo realizar dicho entrenamiento. Podemos provocar mayor intensidad con múltiples técnicas que se explican más adelante, como atletas, *fitness* o culturistas principiantes o intermedios. **Con el mero hecho de ir agregando peso a cada ejercicio semana tras semana, aumentaréis la intensidad del entrenamiento y vuestro cuerpo creará músculo.**

Para los avanzados, que llevan años entrenando y ya no son capaces de levantar más pesos, hay muchas otras técnicas enumeradas más adelante.

Ahora, si eres un principiante o intermedio y estás estancado en tu desarrollo muscular, lo más seguro es que no estés entrenando con la intensidad suficiente. Si no entrenas con la intensidad necesaria -mayor que en los anteriores entrenos- tu cuerpo no creará músculo: da igual que comas, da igual que descanses, da igual que te suplementes, no le darás una razón al cuerpo para hacerlo y no lo hará.

✓ **Clave 20**: Si cada semana no entrenas con mayor intensidad que la anterior, no progresarás.

✓ **Clave 21**: Los principiantes e intermedios cumplirán sus objetivos de intensidad necesaria del entrenamiento para crear músculo si añaden periódicamente peso en sus ejercicios.

En todos estos años que llevo entrenando, y como entrenador personal, he visto a mi alrededor tanto a clientes como a usuarios de gimnasio que no progresan porque no comen lo suficiente con la proporción de los nutrientes adecuados, o apenas descansan; pero lo más común y más difícil de detectar **son los fallos en el entrenamiento**.

Lo primero que le digo a alguien que me dice que lleva la dieta a la perfección y que descansa lo suficiente, pero que no progresa desde hace años, es: "vamos a entrenar un día juntos", y aquí es donde empezamos a ver dónde está el problema. Así que analiza si estás cumpliendo con estos requisitos fundamentales para que tu entrenamiento sea efectivo:

1. Mover peso insuficiente para generar intensidad

Si quieres músculo, debes mover todo el peso que puedas y cada semana más peso. El cuerpo sólo crea músculo cuando lo sometes todas las semanas a un esfuerzo de una intensidad que jamás ha conocido, y se defiende aumentando el volumen del músculo para ganar fuerza y afrontar el esfuerzo la próxima vez que se produzca.

El cuerpo no quiere músculo; es una carga para él, porque le cuesta muchas calorías mantenerlo. Por eso, hay que forzarlo todas las semanas a mantenerlo y crear nuevo; y eso sólo se consigue tirando cada semana más peso. **Si no incrementas tus pesos, no ganarás músculo porque no le das al cuerpo una razón para que lo cree.**

Si tras un año de entreno sigues entrenando con 60 kg. en press de banca y en sentadillas, ten por seguro que tus músculos no van a crecer.

2. No hacer recorridos completos

Esto lo veo muchísimo en los entrenamientos de piernas: los deportistas cargan la prensa con 500 kg. o sentadillas con 150 kg. y hacen ¼ de repetición. Así no solo no consiguen estimular ninguna fibra muscular para que crezca, sino que a las pocas semanas tienen una tendinitis rotuliana de caballo.

Si queremos que nuestros músculos crezcan, hay que hacer los recorridos completos, ya que mientras más recorrido hagamos, más fibras musculares serán trabajadas y por tanto, crecerán en mayor tamaño.

3. Descansar demasiado tiempo

Cada vez que veo a alguien ocupando un banco durante 5 minutos mientras chatea con el móvil o está hablando con su amigo, me entran ganas de decirle que se vaya a su casa a jugar a la Xbox, que ganaría más músculo que durante el tiempo que está perdiendo en el gimnasio.

Si descansas demasiado tiempo entre series y ejercicios, pierdes la congestión muscular y la intensidad del entreno, por lo que harás un entrenamiento sin ningún resultado. Un requisito fundamental para crear músculo es acabar con congestión (también llamado *pumping* o bombeo) muscular. Si estás entrenando para fuerza a 5 ó menos repeticiones, utiliza descansos entre series y ejercicios de 2-5 minutos; si entrenas por encima de 5 repeticiones, 45-90 segundos de descanso.

4.   No llegar al fallo muscular

El fallo muscular ocurre cuando no puedes realizar una repetición más completa sin ayuda. Si haces 8 repeticiones para un peso de 130 kg. en press de banca y a la 9ª repetición no eres capaz de levantar la barra sin ayuda, habrás llegado al fallo muscular.

Si deseas ganar fuerza y músculo, al menos en 1 serie de cada ejercicio tienes que llegar al fallo muscular; sino, no estarás dando de ti todo lo que puedas en los entrenos para progresar.

Se ha demostrado que el cuerpo sólo crea músculo cuando se le estimula a través de un factor mecánico, llegando al fallo muscular que deriva en el aumento de los niveles de la proteína mTor, que es la encargada en primera instancia de aumentar la síntesis de proteína en los ribosomas.

5.   Usar el móvil

No puedes utilizar Whatsapp o hablar por teléfono entre series. Primero porque necesitas concentración en el entreno para levantar los máximos pesos; si estás pensando en la cena que vas a tener con tu novia a la noche y diciéndole qué quieres comer, moverás menos peso que si estuvieras enfocado.

Igualmente, el descanso entre series pasará a ser muy largo; perderás congestión e intensidad, arruinando tu entreno, que no valdrá para nada.

Si por el contrario estás haciendo tu sesión de ejercicio cardiovascular, siempre y cuando mantengas el ritmo, no tendrás ningún problema.

6.   Charlar con la gente del gimnasio

Hay que ser educado y sociable, estamos de acuerdo, pero déjalo para cuando acabes y ya te hayas tomado tu batido o comida post-entreno. Saludar y a entrenar. Si no quieres quedar mal, unos cascos. Y si se acercan para "molestarte", les dices: "hablamos en cuanto acabe" y te acercas al final de tu entreno. Esto es lo que veo más comúnmente junto con el tema de los móviles: las personas hacen 2 series y se tiran luego hablando 10 minutos, queriendo continuar su tercera serie más tarde habiendo perdido la congestión, cortado el entreno...un desastre, y luego se quejan de que no consiguen resultados.

Esto se aplica a tu compañero de entreno. Si tú eres disciplinado pero tu compañero en cada serie está hablando con uno y con otro, retrasándote, es mejor que entrenes solo. Él va para pasar el rato y tú para conseguir resultados. Objetivos diferentes... incompatibles.

7.   Tener las máquinas ocupadas

Si una máquina está ocupada por 2-3 personas, seréis demasiados para turnaros; o si te turnas y ves que entre series pasa demasiado tiempo (a no ser que entrenes para fuerza, donde los tiempos de descanso son más permisivos) no tengas miedo a cambiar el ejercicio en el momento. Es preferible cambiarlo y hacer un buen entreno, que estar esperando 10 minutos sin hacer nada para poder completarlo.

8.   Tener el gimnasio cerrado constantemente

He estado en varios gimnasios y cientos de clientes me han comentando que no abrían los fines de semana, que cada vez que había algún festivo cogían días de puente, que se iban de vacaciones. Suele pasar en gimnasios de barrio. Si es tu caso, cámbiate de gimnasio ya y no esperes más. Que tu progreso no se resienta por ello. Si están tus amigos en ese gimnasio, has hecho buenas migas, etc… piensa que tú vas a entrenar para conseguir resultados y allí no lo podrás hacer. Quizá te provoque pena, pero puedes quedar con ellos fuera o hacerles una visita aunque no entrenes.

Para aplicar todo esto, te recomiendo que cojas un cronómetro y cronometres tus descansos. **Ten una libreta** donde apuntes los pesos que mueves cada semana y compara con la semana anterior, subiéndolos un 5% y mentalizándote para llegar al fallo muscular en 1 serie por ejercicio como mínimo.

Si estabas estancado por alguno o varios de estos motivos, verás que empiezas a progresar de nuevo.

✓ **Clave 22:** En un entrenamiento de pesas, para que sea efectivo, no debes descansar más de 2 minutos entre series y ejercicio si entrenas para fuerza, y no más de 60 segundos si entrenas para desarrollar músculo.

✓ **Clave 23**: Cada semana debes añadir peso a los ejercicios sin sacrificar la técnica y recorrido; sino, no crearás músculo.

✓ **Clave 24**: Un desarrollo pobre, muy visto sobre todo en las piernas, es no hacer recorridos completos por querer añadir demasiado peso. Debes hacer todos los ejercicios con recorridos completos si quieres crear músculo.

12. EL ENTRENAMIENTO

✦ La conexión mente-músculo

Este es un aspecto que muchas personas pasan por alto, pero que es de los más importantes para progresar y que el entrenamiento sea efectivo. En cada serie, en cada repetición, tenemos que estar concentrados en el movimiento, en la ejecución, y estar pensando continuamente: "¿estoy notando el ejercicio en el músculo que estoy trabajando? ¿Siento congestión o bombeo muscular? ¿Estoy realizando el ejercicio correctamente?"

Si estás pensando en otra cosa o hablando con alguien en el gimnasio mientras entrenas, no estarás trabajando el músculo correctamente en la mayoría de los casos, y la falta de progresos se hará evidente.

Para que tu entrenamiento sea efectivo, en la fase de contracción del movimiento debes flexionar el músculo tan fuerte como sea posible, para aumentar la tensión intramuscular.

✓ **Clave 25**: Tienes que estar concentrado en realizar cada repetición en cada entreno correctamente para progresar, apretando en la fase de contracción del movimiento.

✦ Congestión muscular

Debes acabar por todos los medios tu entrenamiento con sensación de bombeo, congestión o *pumping* del músculo. Así trabajas para aumentar el riego sanguíneo a esa zona y el cuerpo puede absorber, tras las comidas post-entrenamiento, la mayor cantidad de aminoácidos y nutrientes posibles para mejorar el tono y desarrollo muscular.

✓ **Clave 26**: Tienes que acabar con la máxima congestión muscular tras el entreno. Si es necesario, utiliza todas las técnicas de intensidad que conozcas.

✦ Amplitud de recorrido

Como hemos comentado, otro de los errores que las personas suelen cometer al entrenar con pesas es no realizar los ejercicios con toda la amplitud de rango de movimiento. Se ven chicos de 60 kg. cargados con 120 kg. de press de banca haciendo ¼ del recorrido, orgullosos de la gran cantidad de peso que han conseguido levantar.

En el entrenamiento de piernas es aún peor: puedes encontrarte personas que han tenido piernas muy delgadas durante años, sin ningún desarrollo muscular, porque no bajan en una sentadilla, una sentadilla hack o una prensa... y alardean que mueven 200 ó 500 kg.

No somos *powerlifters*: somos personas que deseamos crecimiento muscular, mejorar simplemente nuestro tono -sobre todo las mujeres- junto con un desarrollo equilibrado; y para ello, el peso es sólo un medio para un fin y no el fin en sí mismo.

Así que si quieres ejercitar el máximo número de fibras musculares del músculo que estés trabajando, consiguiendo un entrenamiento efectivo, debes hacer los ejercicios con el recorrido completo: los press de banca que la barra toque el pecho, las sentadillas hasta que los glúteos casi toquen el suelo, más allá de la paralela, la prensa hasta que las rodillas nos toquen el pecho, los press militares hasta que la barra toque la parte superior de nuestro pecho…

Además, al hacer recorridos parciales gran parte de la tensión irá a nuestras articulaciones, donde luego aparecerán lesiones como tendinitis rotuliana, de codo, hombro…

✦ La periodicidad del entrenamiento

Debes cambiar tu forma de entrenar pasadas algunas semanas, **por los siguientes motivos:**

- **Adaptación**: el cuerpo se adapta rápidamente a los esfuerzos y si no se cambian los ejercicios cada 4-6 semanas, a no ser que hagamos técnicas de intensidad, deja de crear músculo.

- **Recuperación**: un atleta no puede entrenar siempre al 100% de su capacidad, con una intensidad llevada al límite de su físico, ya que se lesionaría, sobreentrenaría y no se recuperaría adecuadamente; por eso, es importante añadir semanas de descarga en cada ciclo de entreno y cambiar la forma de entrenar, alternando entre hipertrofia y fuerza.

- ✓ **Clave 27**: Debes cambiar tu forma de entrenar y rutina cada 4-6 semanas para seguir progresando.

✦ **La tensión intramuscular**

Es el esfuerzo necesario del músculo para producir una cantidad de fuerza. Puede ser aumentada incrementando los pesos o la aceleración (o ambos)

Cuanto más alta es la tensión muscular, mayor estimulación de hipertrofia funcional hay (es decir, más fibras musculares implicadas) y por tanto, mayor crecimiento muscular. Además, aumenta la degradación proteica y la capacidad de asimilación de los aminoácidos en los músculos.

Cuando bajamos el peso, por el contrario, hay más tensión muscular mientras más tiempo aguantemos la bajada. Sin embargo, si la tensión es muy baja aunque se realice con un volumen alto, no ganaremos ni fuerza ni músculo.

↓ Tiempo total bajo tensión

Es el segundo factor que interviene en la cantidad de hipertrofia estimulada. Si aumentamos el volumen de entreno estimularemos más hipertrofia, siempre que no interfiramos con la capacidad para recuperarnos, ya que caeríamos en un sobreentrenamiento.

Esto quiere decir que si para una carga de tensión dada (un peso levantado a una determinada velocidad de subida y bajada) aumentamos las repeticiones y/o series, incrementaremos la hipertrofia muscular.

Por ello, si el volumen de entreno es muy bajo aunque la tensión sea muy alta, no ganaremos ni músculo ni fuerza.

✓ **Clave 28**: Para las máximas ganancias musculares, hay que subir la barra tan rápido como sea posible y bajarla lo más lentamente posible. Una frecuencia de 1 segundo para la subida y 2 para la bajada, en la mayoría de los ejercicios es un buen *tempo*.

↓ ¿Qué tipo de entrenamiento es el mejor para mí? Conoce tu composición de fibras musculares

Antes de empezar, para que obtengas resultados no necesitas conocer lo que voy a explicar en detalle. Con que trabajes en el rango de hipertrofia (desarrollo muscular) ya lo conseguirás. Esto es para hilar muy fino, si deseas tomarte tiempo para testarte y analizar los resultados.

El conocer nuestra proporción de fibras musculares nos ayudará a diseñar el programa de entreno ideal para nosotros. A las personas con predominancia de fibras de contracción lenta, les irán mejor altos volúmenes de entrenamiento; por el contrario, en las que predominan las fibras de contracción rápida, lo adecuado es un volumen más bajo con una intensidad y aceleración más altas.

Para conocer qué tipo de contracción de fibras musculares predomina en cada uno de nuestros músculos, se suele realizar el **test de repeticiones al 80%**.

Debemos hacer primero una repetición con el máximo peso que nos sea posible, y tomándola como referencia, hacer tantas repeticiones como podamos al 80% del peso respecto a ese máximo.

Nº de repeticiones al 80%	Fibra muscular dominante	Entrenamiento más beneficioso
1-3	Contracción rápida extremadamente dominante	Muy bajo volumen de trabajo
		Ejercicios de alta aceleración
		Ejercicios con alta carga
4-6	Contracción rápida muy dominante	Bajo volumen de trabajo
		Ejercicios de alta aceleración
		Ejercicios con alta carga
7-10	Contracción rápida dominante	Bajo volumen de trabajo
		Ejercicios con alta carga
		Ejercicios de alta aceleración
11-13	Igual proporción	Volumen de trabajo moderado
		Entrenamiento de alta aceleración y tempo más lento
		Ejercicios con cargas moderadas
14-17	Contracción lenta dominante	Alto volumen de trabajo
		Series de larga duración
		Tempo excéntrico más lento
18-21	Contracción lenta muy dominante	Alto volumen de trabajo
		Series de larga duración

		Tempo excéntrico más lento
+21	Contracción lenta extremadamente dominante	Muy alto volumen de trabajo
		Series de larga duración
		Tempo excéntrico más lento

Si quieres realizar el test sobre todas las partes del cuerpo, estos son unos buenos ejercicios para comprobarlo:

Ejercicio	Músculo(s) testeados
Sentadilla profunda por detrás	Cúadriceps, glúteos
Curl de piernas	Isquiotibiales
Press de banca con mancuernas	Pectorales, tríceps
Press de hombros con mancuernas	Hombros, tríceps
Remo con barra	Espalda alta, bíceps
Gemelos de pie en máquina	Gemelos

Entrenamiento de hipertrofia (desarrollo de tono y masa muscular)

-Número de repeticiones y series por músculo

Si queremos todavía afinar un poco más, podemos planificar nuestro entrenamiento en función del tipo de fibras predominantes en el músculo, como hemos comentado anteriormente.

Hay algo que debemos poner en común independientemente de nuestro tipo de fibras: **las repeticiones y series deben ser inversamente proporcionales**. Si hacemos pocas repeticiones debemos aumentar el número de series, y con altas repeticiones podemos reducir el número de series.

Con la siguiente tabla, podrás confeccionar un entreno dependiendo de tu composición de fibras. Se indica también el peso aproximado respecto a nuestra repetición máxima a utilizar. Esto es hilar muy fino, por lo que si lo ves complicado no es necesario; vas a progresar igualmente con los rangos de repeticiones y series estándar que vienen más adelante.

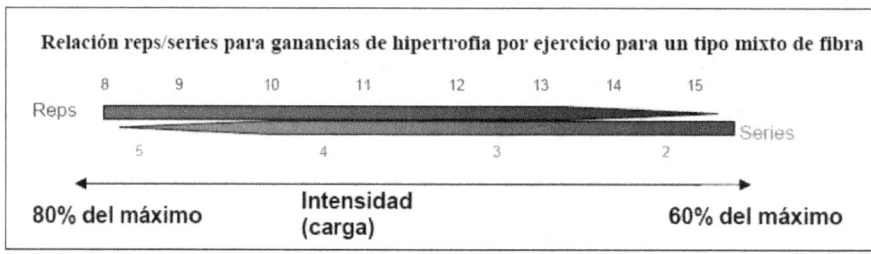

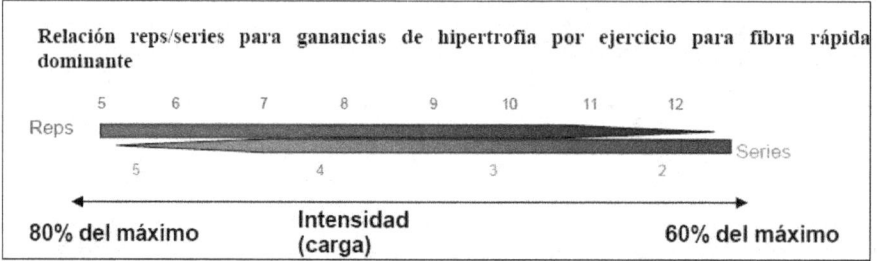

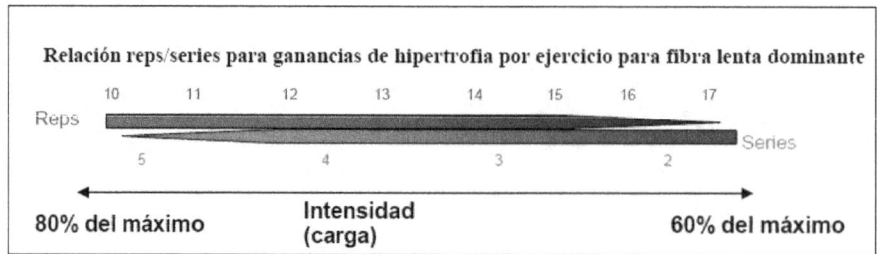

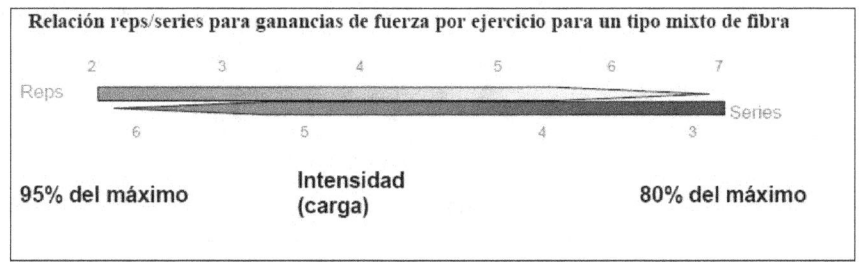

Relación reps/series para ganancias de fuerza por ejercicio para un tipo mixto de fibra

Reps: 2 3 4 5 6 7
Series: 6 5 4 3

95% del máximo   Intensidad (carga)   80% del máximo

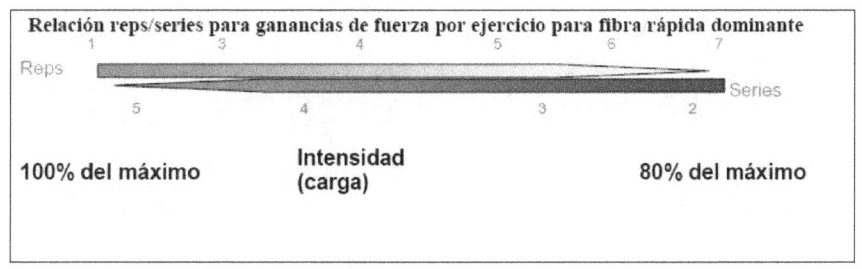

Relación reps/series para ganancias de fuerza por ejercicio para fibra rápida dominante

Reps: 1 3 4 5 6 7
Series: 5 4 3 2

100% del máximo   Intensidad (carga)   80% del máximo

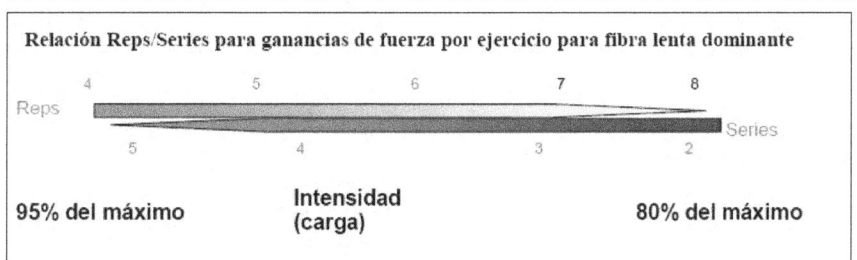

Relación Reps/Series para ganancias de fuerza por ejercicio para fibra lenta dominante

Reps: 4 5 6 7 8
Series: 5 4 3 2

95% del máximo   Intensidad (carga)   80% del máximo

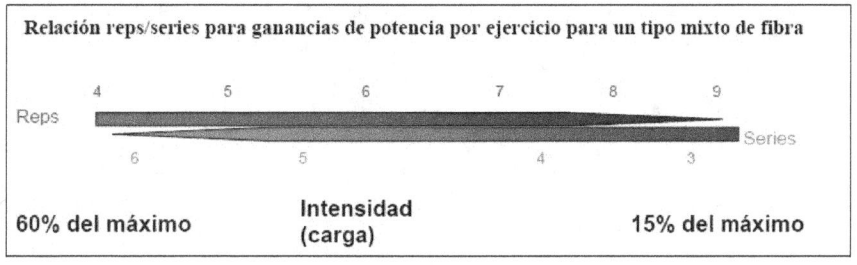

Relación reps/series para ganancias de potencia por ejercicio para un tipo mixto de fibra

Reps: 4 5 6 7 8 9
Series: 6 5 4 3

60% del máximo   Intensidad (carga)   15% del máximo

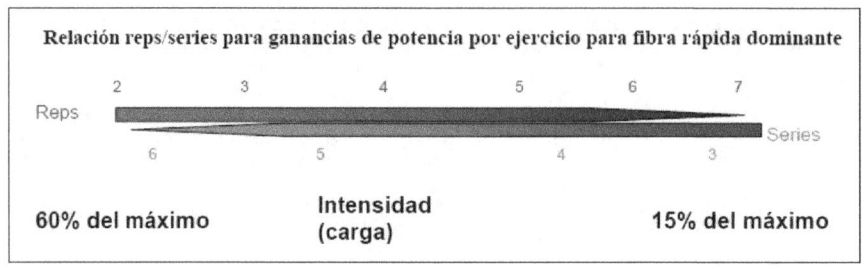

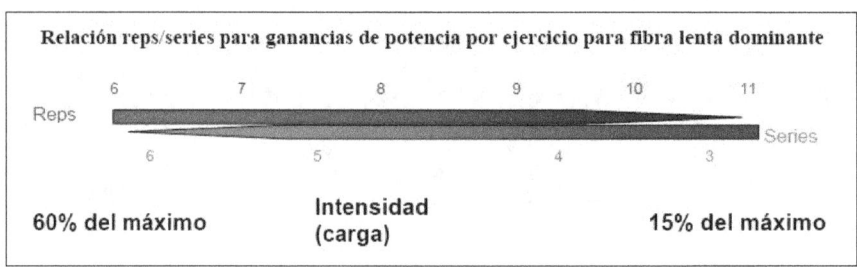

A medida que un atleta es más experimentado, se va a beneficiar más de la parte izquierda de la tabla, reduciendo las repeticiones y aumentando las series.

En el siguiente gráfico podemos ver, dependiendo de nuestro nivel, cuáles son las repeticiones adecuadas (para varones):

	Principiante	Intermedio	Avanzado
	5	3	1
Fuerza	6	4	2
	7	5	3

	8	6	4
	9	7	5
Hipertrofia funcional	10	8	6
	11	9	7
	12	10	8
Hipertrofia total	13	11	9
	14	12	10
	15	13	11
	16	14	12

Para el máximo crecimiento muscular, un atleta debe pasar la mayor parte de su ciclo anual de entrenamiento en las zonas de hipertrofia funcional y total a razón de 50/50, aproximadamente.

Para las mujeres, al carecer de testosterona, el rango adecuado para hipertrofia está entre 12-28 repeticiones. Debéis sumarles de 2 a 4 repeticiones al rango de los hombres.

Sin embargo, cada cierto tiempo debemos realizar períodos de entrenamientos de fuerza para aumentar nuestro tono muscular, para dar una apariencia más dura y densa; así, cuando pasemos al entreno de hipertrofia nos beneficiaremos de la nueva fuerza adquirida, levantando pesos más grandes y creando más tensión intramuscular, y por tanto, mayor crecimiento.

Este es uno de los motivos por los que a un *powerlifter*, al pasarse al culturismo, le resulta tan fácil crear masa muscular y tener un aspecto hercúleo.

Para los que queréis perder grasa corporal es muy común el mito de entrenar a altas repeticiones. Esto es un mito y un error. Lo que realmente te va a hacer perder grasa es el plan de alimentación y entrenamiento cardiovascular para reducir grasa. Un entrenamiento de superseries o triseries te puede ayudar a quemar algo más de grasa adicional -al ser mayor el volumen total de trabajo- pero si deseas mantener la masa muscular ganada, deberás seguir entrenando en el rango de fuerza e hipertrofia con todo el peso que puedas.

Piénsalo un poco: ¿cuándo crea músculo el cuerpo? Cuando lo sometemos a un esfuerzo al que no está acostumbrado, como la sobrecarga progresiva. Si aplicamos el mismo estímulo, al menos se mantiene el músculo; pero ¿qué ocurre si en lugar de levantar 100 kg. en press de banca bajamos durante semanas a 50 kg? El cuerpo no tendrá ya la necesidad de mantener esa masa muscular que ha ganado, ya que ha desaparecido el esfuerzo que lo obligó a crear esa masa muscular.

Por eso, cuando estés perdiendo grasa, entrena siempre pesado, todo lo pesado que puedas, corto (un 40% menos del volumen de entreno que cuando estás creando músculo) y a casa a descansar.

Muchas personas -sobre todo culturistas del Pleistoceno- afirman que el ejercicio cardiovascular te hace perder músculo. El ejercicio cardiovascular de baja intensidad no hace perder músculo; lo hace el descenso de intensidad y peso en el entrenamiento cuando se está en la etapa de pérdida de grasa.

✓ **Clave 29**: Si deseamos incrementar la masa muscular, debemos pasar ciertos períodos del año haciendo entrenos de fuerza para ganar densidad, dureza y aumentar nuestros progresos cuando entrenemos hipertrofia.

✓ **Clave 30**: Cuando estés perdiendo grasa, para evitar la pérdida de músculo, debes entrenar tan pesado como puedas. No desciendas los pesos: entrena corto con un 30-40% menos de volumen de entreno.

alguna vez has hecho algo de entrenamiento con pesas o ido al gimnasio, habrás visto que hay varios tipos de esquemas para distribuir las series y repeticiones en un entrenamiento, independientemente del volumen que se utilice en cada sistema de entreno:

- **Piramidal y piramidal invertida**

Este es el más antiguo y típico. Suelen hacerse los ejercicios bajando el número de repeticiones a medida que aumentan las series por ejercicio.
Ejemplo: 4x12-10-8-6 (4 series de 12, 10, 8 y 6 repeticiones)

Una piramidal invertida sería al revés: empezamos por repeticiones bajas y vamos subiendo repeticiones a medida que descendemos el peso (a más repeticiones tendremos que mover siempre menos peso que a bajas repeticiones).

Ejemplo: 5x6-8-10-12

- **Series rectas**

Aquí no varía el número de repeticiones por cada serie.
Ejemplo: 4x8-8-8-8

- **Series en oleaje**

Hacemos una serie piramidal que se repite, donde en el segundo oleaje (en nuestro ejemplo las 3 últimas series) se suele incrementar el peso:
Ejemplo: 6x15-12-10-15-12-10

- **Series en meseta y meseta invertida**

Es una mezcla de series rectas y en oleaje: se hacen varias series con las mismas repeticiones y luego se suben o se bajan las repeticiones con el mismo número de series.
Ejemplo: 6x12-12-10-10-8-8

Al igual que en la piramidal, puedes hacerla de menos repeticiones a más.

Ejemplo: 6x8-8-10-10-12-12

Ahora, la pregunta que estabas esperando: **¿cuál es el mejor sistema? La respuesta es: todos.**

El que hagas 2 repeticiones más, hagas un entrenamiento en oleaje o piramidal no va a marcar la diferencia en cuanto a tus resultados; lo que sí lo va a hacer es la intensidad que generas en cada serie.

Esto significa que **es bueno ir variando los esquemas de entrenamiento en cada bloque,** hacer un mes series rectas, otro en oleaje…recuerda que el cuerpo sólo crea músculo cuando lo sometes a un esfuerzo al que no está acostumbrado y en el entreno, hasta el esquema de repeticiones, series y cargas influye.

Tras haberlo hecho durante muchos años todos -tanto yo mismo como con mis clientes- puedo afirmar que debes tener en cuenta que, independientemente del esquema que utilices, deben ser todas series efectivas de trabajo.

Por ejemplo, muchas personas hacen una estructura piramidal, y para una estructura de 4x12x10x8 en la primera serie hacen 12 repeticiones con 60 kg., donde su fallo muscular hubiera sido a la repetición 16 (si hubieran deseado podrían haber seguido haciendo repeticiones hasta las 16 repeticiones). Para 12 repeticiones y 10 repeticiones realizan la misma operación, quedándose a varias repeticiones del fallo, y sólo la serie de 8 repeticiones es la efectiva, con trabajo que ha provocado un estrés real (hay una carga y trabajo acumulativo de las series previas que ayudará, pero cuando realmente llegas al fallo muscular es cuando reclutas y estimulas todas las fibras y generas una intensidad suficientemente alta para forzar al cuerpo a crear músculo).

Si haces esto, habrás hecho en tu entreno sólo 3-4 series efectivas de trabajo y -a no ser que lleves varios años entrenando y tengas una capacidad de aislamiento del músculo muy grande- este trabajo será insuficiente (hay culturistas como Dorian Yates que sólo hacían una serie efectiva de trabajo por ejercicio, pero la intensidad que generaba en esa serie efectiva llevaba a su cuerpo tan al límite que muy pocos en el mundo son capaces de hacerlo). Por lo cual, si eres un principiante o intermedio, 2-3 series de cada ejercicio deberían ser series efectivas; sino, el volumen de trabajo será insufiente.

Así que si tienes que hacer 4x12-10-8-6 en press de banca, calienta un par de repeticiones con un peso liviano a 15 repeticiones; cuando empieces tu serie de 12 repeticiones, escoge un peso para quedarte en fallo – 1 (esto significa que si tuvieras que hacer la repetición 13 no podrías), con la siguiente serie igual; en las 2 últimas un principiante iría al fallo, y un avanzado sólo en la última.

Los avanzados suelen necesitar menos series al fallo que los principiantes, porque son capaces de generar mucha más intensidad en una sola serie.

Si vas a utilizar las series piramidales invertidas, te recomiendo que hagas 3-4 series de calentamiento antes de aproximación, y vayas subiendo pesos para cuando empieces la primera serie, por ejemplo a 4-6 repeticiones y utilices el máximo peso. Así evitarás lesiones y tu sistema nervioso estará preparado. A mí, personalmente, este sistema no me gusta para un principiante para propósitos de hipertrofia, porque puede que tu sistema nervioso no se haya preparado lo suficiente para un esfuerzo máximo; pero a los intermedios y avanzados suele funcionarles muy bien, pudiendo mover mucho peso al estar sus músculos todavía cargados de glucógeno. A medida que van pasando las series y subiendo las repeticiones, aumentan la congestión muscular y el transporte de nutrientes al músculo.

✓ **Clave 31**: No importa tanto el esquema de series y repeticiones que utilices, sino que desde la primera serie utilices todo el peso que puedas. Los principiantes deben ir al fallo muscular en las 2 últimas series de cada ejercicio y los intermedios y avanzados, en la última serie de cada ejercicio. Haz 2 series de calentamiento antes de tu primera serie efectiva de trabajo.

⊥ **Descanso ideal entre series y ejercicios**

De media, debes descansar para motivos de crecimiento muscular (hipertrofia) entre 60-90 segundos, y cuando ya seas experimentado intentar bajar con el tiempo a 30-45 segundos.

Aquí puedes ver el tiempo recomendado de descanso dependiendo de nuestro tipo predominante de fibra. Es una guía para comenzar; con el tiempo, a medida que vayas conociéndote, sabrás cuántos segundos exactos dependiendo del fin funcionan mejor para ti. Por eso no te obsesiones con estos tiempos de descanso, que mientras te mantengas en el rango que te indico tu entrenamiento va a ser efectivo.

Te los indico únicamente por si eres de esas personas meticulosas que quiere ponerse con el Excel a calcularlo todo y quieres tener todas las variables controladas, hasta el más mínimo detalle. Pero con el tiempo, te darás cuenta de que lo que mejor funciona es conocerte a ti mismo, escuchar a tu cuerpo e ir probando lo que vayas notando que te va funcionando.

Tanto en mis clientes como conmigo mismo, cuando ya nos conocemos y llevamos tiempo trabajando, nuestros períodos de descanso varían hasta según nos encontremos ese día en concreto, siempre, en el rango que hemos especificado. Si un día estoy más cansado y necesito 20 segundos más para recuperarme en lugar de 45 segundos no pasa nada, siempre y cuando no me vaya a más de 2 minutos.

Tabla 1. Intervalos de descanso adecuados para un tipo de dominancia de fibras mixtas

Tipo de adaptación	Pausa recomendada	Efecto de la pausa en la recuperación física	Efecto de la pausa en la recuperación neutral	Efecto de la pausa en la respuesta hormonal	Efecto general
Hipertrofia	60 segundos	Incompleta: importante acumulación de fatiga muscular	Incompleta: algo de fatiga residual del SNC	Importante aumento de la hormona del crecimiento	Muy efectivo en estimular hipertrofia sarcoplasmática, aumentar la pérdida de peso y bueno para aumentar la captación de nutrientes al músculo
	90 segundos	Incompleta: alguna acumulación de fatiga muscular	Completa	Significativo aumento de la hormona de crecimiento	Muy efectivo en la hipertrofia total
	120 segundos	Completa	Completa	Ligero aumento de la hormona del crecimiento	Mayor efectividad en aumentar la hipertrofia funcional con algunas

					ganancias significativas de fuerza

Fuerza	120 segundos	Incompleta: alguna acumulación de fatiga muscular	Incompleta: importante fatiga residual del SNC	Ligero aumento de la hormona del crecimiento y testosterona libre	Bueno para aumentar la fuerza-resistencia y conseguir más ganancias de hipertrofia del trabajo de fuerza
	150 segundos	Completa	Incompleta: algo de fatiga residual del SNC	Ligero aumento de la testosterona libre	Posible regulación hacia arriba de la conducción nerviosa para paliar la fatiga residual
	180 segundos	Completa	Completa	Significativo aumento de la testosterona libre	Esfuerzo potencial máximo en cada serie
Potencia	180 segundos	Completa	Incompleta: importante fatiga residual del SNC	Ligero aumento de la hormona de crecimiento y de la testosterona libre	Hiper-activación del sistema nervioso vía un efecto significativo de potenciación
	210 segundos	Completa	Incompleta: algo de fatiga residual del SNC	Ligero aumento de la testosterona libre	Posible regulación hacia arriba de la conducción nerviosa para paliar la fatiga residual
	240 segundos	Completa	Completa	Significativo aumento de la testosterona libre	Esfuerzo potencial máximo en cada serie

Tabla 2. Intervalos de descanso adecuados para un tipo de dominancia de fibras rápidas

Tipo de adaptación	Pausa recomendada	Efecto de la pausa en la recuperación física	Efecto de la pausa en la recuperación neutral	Efecto de la pausa en la respuesta hormonal	Efecto general
Hipertrofia	90 segundos	Incompleta: importante acumulación de fatiga muscular	Incompleta: algo de fatiga residual del SNC	Importante aumento de la hormona del crecimiento	Muy efectivo en estimular hipertrofia sarcoplasmática, aumentar la pérdida de peso y bueno para aumentar la captación de nutrientes al músculo
	120 segundos	Incompleta: alguna acumulación de fatiga muscular	Completa	Significativo aumento de la hormona de crecimiento	Muy efectivo en la hipertrofia total
	150 segundos	Completa	Completa	Ligero aumento de la hormona del crecimiento	Mayor efectividad en aumentar la hipertrofia funcional con algunas ganancias significativas de fuerza
Fuerza	150 segundos	Incompleta: alguna acumulación de fatiga muscular	Incompleta: importante fatiga residual del SNC	Ligero aumento de la hormona del crecimiento y testosterona libre	Bueno para aumentar la fuerza-resistencia y conseguir más ganancias de hipertrofia del trabajo de fuerza
	180 segundos	Completa	Incompleta: algo de fatiga residual del SNC	Ligero aumento de la testosterona libre	Posible regulación hacia arriba de la conducción nerviosa para paliar la fatiga residual
	210 segundos	Completa	Completa	Significativo aumento de la	Esfuerzo potencial máximo en cada

				testosterona libre	serie

	210 segundos	Completa	Incompleta: importante fatiga residual del SNC	Ligero aumento de la hormona de crecimiento y de la testosterona libre	Hiper-activación del sistema nervioso vía un efecto significativo de potenciación
Potencia	240 segundos	Completa	Incompleta: algo de fatiga residual del SNC	Ligero aumento de la testosterona libre	Posible regulación hacia arriba de la conducción nerviosa para paliar la fatiga residual
	270 segundos	Completa	Completa	Significativo aumento de la testosterona libre	Esfuerzo potencial máximo en cada serie

Tabla 3. Intervalos de descanso adecuados para un tipo de dominancia de fibras lentas

Tipo de adaptación	Pausa recomendada	Efecto de la pausa en la recuperación física	Efecto de la pausa en la recuperación neutral	Efecto de la pausa en la respuesta hormonal	Efecto general
Hipertrofia	30 segundos	Incompleta: importante acumulación de fatiga muscular	Incompleta: algo de fatiga residual del SNC	Importante aumento de la hormona del crecimiento	Muy efectivo en estimular hipertrofia sarcoplasmática, aumentar la pérdida de peso y bueno para aumentar la captación de nutrientes al músculo

	60 segundos	Incompleta: alguna acumulación de fatiga muscular	Completa	Significativo aumento de la hormona de crecimiento	Muy efectivo en la hipertrofia total
	90 segundos	Completa	Completa	Ligero aumento de la hormona del crecimiento	Mayor efectividad en aumentar la hipertrofia funcional con algunas ganancias significativas de fuerza
Fuerza	90 segundos	Incompleta: alguna acumulación de fatiga muscular	Incompleta: importante fatiga residual del SNC	Ligero aumento de la hormona del crecimiento y testosterona libre	Bueno para aumentar la fuerza-resistencia y conseguir más ganancias de hipertrofia del trabajo de fuerza
	120 segundos	Completa	Incompleta: algo de fatiga residual del SNC	Ligero aumento de la testosterona libre	Posible regulación hacia arriba de la conducción nerviosa para paliar la fatiga residual
	150 segundos	Completa	Completa	Significativo aumento de la testosterona libre	Esfuerzo potencial máximo en cada serie
Potencia	150 segundos	Completa	Incompleta: importante fatiga residual del SNC	Ligero aumento de la hormona de crecimiento y de la testosterona libre	Hiper-activación del sistema nervioso vía un efecto significativo de potenciación
	180 segundos	Completa	Incompleta: algo de fatiga residual del SNC	Ligero aumento de la testosterona libre	Posible regulación hacia arriba de la conducción nerviosa para paliar la fatiga residual
	210 segundos	Completa	Completa	Significativo aumento de la	Esfuerzo potencial máximo en cada

				testosterona libre	serie

✦ Máquinas vs. pesos libres

Los ejercicios multiarticulares con pesos libres deben liderar nuestro programa de entrenamiento para objetivos de creación de masa muscular. Podemos añadir algunos ejercicios de aislamiento con poleas y máquinas.

Ejemplos de ejercicios multiarticulares con pesos libres que no deben faltar en nuestra rutina son los press militares, press de banca, peso muerto, sentadillas…

Si eres mujer, a diferencia de los hombres, puedes utilizar más máquinas de aislamiento, ya que seguramente tu objetivo no es desarrollar la máxima cantidad de masa muscular en el menor tiempo posible, sino ganar algo de tono muscular de forma armónica, sobre todo en el tren inferior.

Unos básicos que no deben faltar en tu rutina de entrenamiento si eres mujer -suponiendo que vayas a un gimnasio- son las sentadillas, zancadas o estocadas, prensa y mucho trabajo de glúteos con poleas y máquinas (aunque ya se trabajan con las sentadillas y estocadas, es bueno añadir trabajo adicional específico)

✓ **Clave 32**: Si eres un hombre que desea ganar masa muscular, la mayor parte de tu entrenamiento tiene que estar compuesto por ejercicios libres multiarticulares. Si eres una mujer que desea ganar tono muscular o perder grasa, utiliza básicos como sentadillas, estocadas y prensa, junto con máquinas para tren superior y glúteos con poleas.

✦ ¿Puedo entrenar en casa o en la calle?

Decenas de mis clientes entrenan en casa o en la calle con excelentes resultados. Aunque seas una mujer que sólo desee perder peso, siempre debes hacer al menos una vez a la semana un trabajo de fuerza (entrenamiento con pesas) para tener un mínimo de tono muscular, y cuando estés con el nivel de grasa que deseas, tengas un cuerpo terso y con formas.

El material que vas a necesitar serán unas mancuernas a las que puedas añadir y quitar peso (si eres hombre compra bastante peso, al menos que cada mancuerna pueda ser de 40 kg.), ya que vas a progresar muy rápido -se te quedarían pequeñas al poco tiempo- y un banco reclinable.

Respecto al banco, debe poder ponerse recto, a 30° y a 90°. Si puedes adquirir una barra, podrás confeccionarte rutinas más variadas.

En cualquier tienda deportiva física u online lo puedes adquirir muy barato. En Amazon tienes sets de mancuernas por 100€ y bancos por 50€. Es una inversión que te va a durar muchos años y amortizarás en menos de un año con lo que ahorres en la cuota del gimnasio.

Si tienes la disciplina suficiente para llegar a casa y en lugar de tumbarte en el sofá o ponerte a hacer alguna tarea, te estableces un horario y no fallas en el entreno, es lo más cómodo. Sino, apúntate a un gimnasio e intenta ir directamente sin pasar por casa, para evitar la tentación de quedarte ahí y no asistir.

⤙ Frecuencia de entrenamiento

Seguro que has escuchado que si deseamos mejorar un músculo o progresar más, debemos entrenar más frecuentemente ese músculo, subiendo la frecuencia de 1 a 2 o incluso 3 veces semanales. Esto puede ser cierto, pero **siempre y cuando bajemos el volumen en función de la frecuencia.**

Esto significa que si un volumen total semanal adecuado para nosotros -para un músculo dado- son 120 repeticiones y queremos entrenar 2 veces a la semana dicho músculo, tendremos que hacer 2 sesiones de 60 repeticiones, y para 3 veces en semana, 40 repeticiones.

El problema viene cuando queremos hacer 3 sesiones de un mismo músculo para progresar, con el mismo volumen que el que hacemos para una frecuencia semanal: vienen el sobreentrenamiento, cansancio e incluso lesiones. Esta práctica es muy utilizada hoy día, por desgracia; los entrenadores atrasados les indican a sus clientes que repitan el músculo pero doblando el volumen semanal de entreno.

Esto no sólo es ineficaz sino contraproducente. Si realmente entrenas con un volumen de frecuencia semanal 1 de forma efectiva, el músculo va a estar tan agotado que va a tardar varios días en recuperarse como para ser capaz de entrenar duro al par de días.

De nuevo, te adjunto varias tablas:

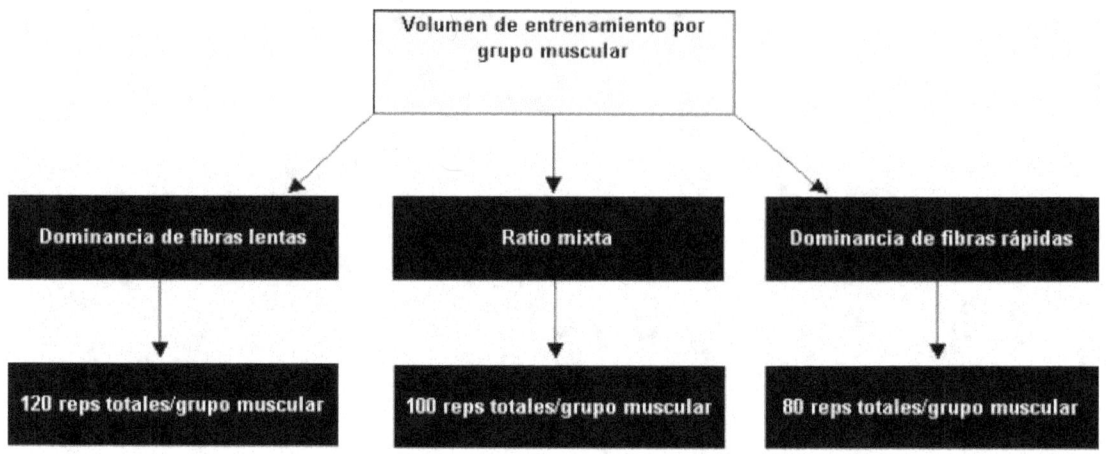

Paso 2. Cómo dividir el total semanal en las sesiones

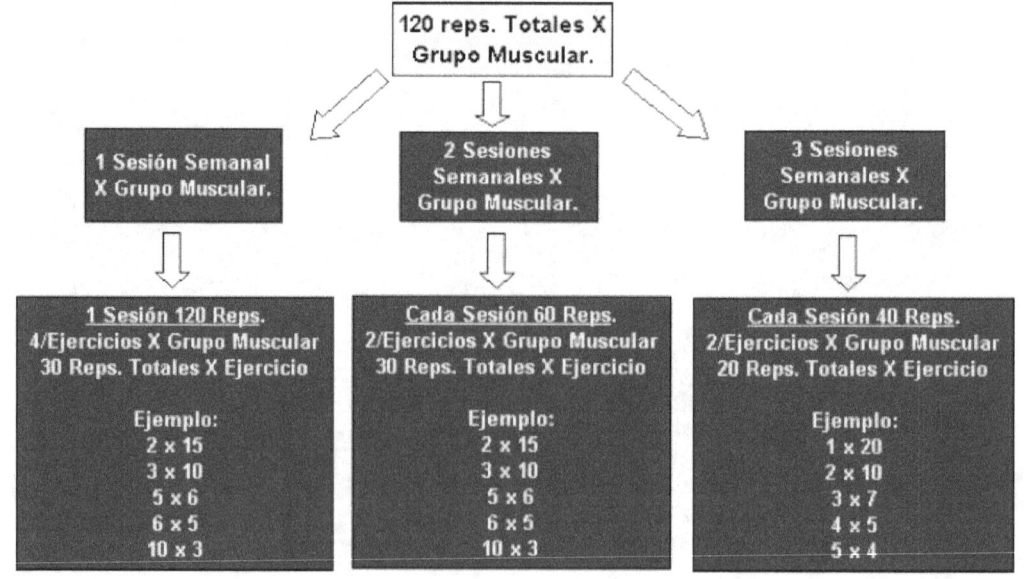

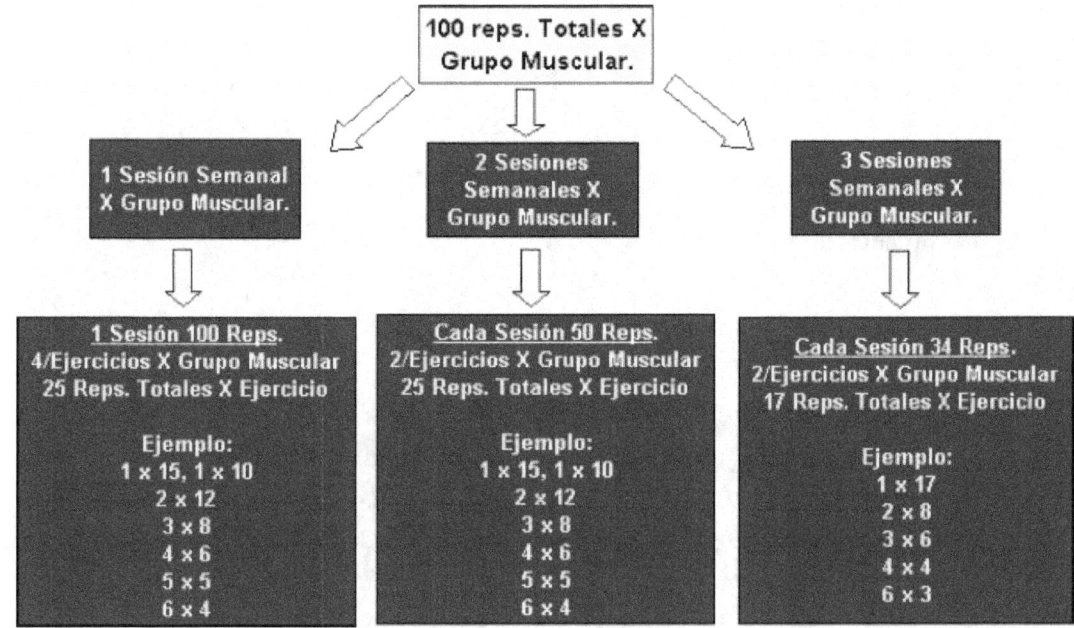

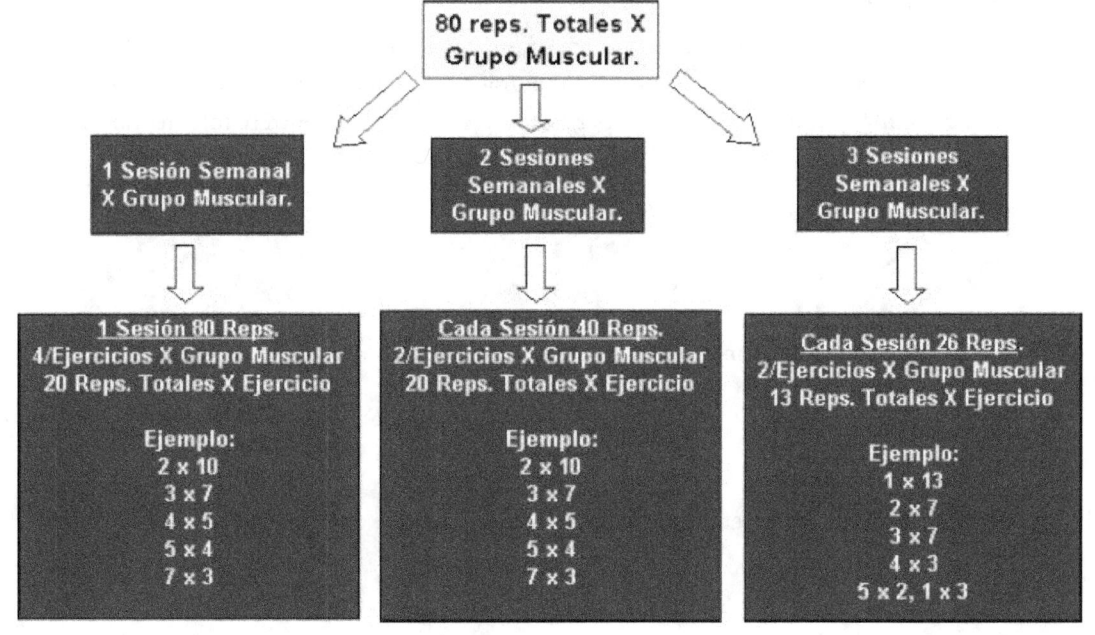

✓ **Clave 33**: Si entrenamos varias veces por semana un músculo, el volumen de entrenamiento debe ser bajo. Si entrenamos 2 veces por semana, tenemos que dividir el volumen por entreno entre 2.

ⵜ Distribución semanal de grupos musculares

Ya sabes el volumen total de repeticiones con que debes entrenar cada músculo por semana, y el esquema de repeticiones según tus objetivos. Ahora, una de las cosas que te faltan por saber es cómo distribuir tu entrenamiento de pesas por días y grupos musculares. Siempre es recomendable hacer algo de entrenamiento con pesas para mantener el tono muscular.

Elige el tipo de frecuencia (un mismo músculo 1 vez por semana, 2 o 3 veces) según tu disponibilidad y objetivos. **Para ganancias de tono y masa muscular, se ha demostrado que una frecuencia 2 de torso-piernas para personas y atletas naturales genera muy buenos resultados**, por encima de una frecuencia 1 que es la tradicional.

También, mientras menos experimentado seas, te beneficiarás más de una frecuencia superior; un atleta avanzado, de una frecuencia inferior. Esto se debe a que el atleta avanzado será capaz de generar una intensidad en el entreno tan grande, que necesitará unos 5 días para recuperarse completamente antes de estar preparado para otra sesión dura de entrenamiento del mismo grupo muscular.

-Pérdida de grasa para un hombre o mujer que nunca ha entrenado con pesas

Vamos a empezar por el esquema más sencillo, que es el de pérdida de grasa corporal en hombres y mujeres que no tienen una masa muscular creada de años con pesas.

Vosotros lo tenéis muy fácil: con que hagáis 1 o 2 días a la semana un circuito donde hagáis un entrenamiento *full body* o un torso-piernas (entrenar en una sola sesión todo el cuerpo con 1 ejercicio por cada grupo muscular, o un día entrenar todo el torso y otro día las piernas), con un mínimo de 3 sesiones de entrenamiento cardiovascular iréis perdiendo grasa corporal a la vez que mantenéis el tono muscular. Lo ideal es que podáis hacer 4-5 sesiones de ejercicio cardiovascular de un mínimo de 30 minutos hasta 1 hora, que es lo ideal.

Si disponéis de tiempo y queréis hacer más de 1 hora, lo mejor es que lo dividáis en 2 sesiones: mañana y tarde.

Un par de distribuciones de ejemplo:

Día	Músculos a trabajar
Lunes	Todo el cuerpo
Martes	Descanso
Miércoles	Todo el cuerpo
Jueves	Descanso
Viernes	Todo el cuerpo
Sábado	Descanso
Domingo	Descanso

Día	Músculos a trabajar
Lunes	Todo el cuerpo
Martes	Descanso
Miércoles	Descanso
Jueves	Todo el cuerpo
Viernes	Descanso

Sábado	Descanso
Domingo	Descanso

-Pérdida de grasa o ganancia de masa muscular para un hombre o mujer que ha entrenado con pesas, y tiene ya cierto tono muscular a mantener

Hemos estado trabajando durante meses o años y hemos ganado un tono muscular que deseamos conservar. Así que lo mejor es hacer de 2 a 5 sesiones de entrenamiento con pesas y un mínimo de 3 sesiones cardiovasculares. Te adjunto también un entrenamiento de 6 días por si quieres entrenar un músculo sólo por día y entrenar más días.

La división de tren inferior y superior funciona muy bien. Te adjunto otras también. Siempre que tengas tiempo, intenta subir a 5 sesiones semanales de ejercicio cardiovascular.

Los abdominales y gemelos puedes entrenarlos desde 1 vez por semana hasta todos los días si necesitas una frecuencia alta porque quieres desarrollarlos, ya que se recuperan en 24 horas.

Te adjunto divisiones de entrenamiento que funcionan muy bien:

-Distribución de 3 días para mujeres

Día	Músculos a trabajar
Lunes	Tren inferior

Martes	Descanso
Miércoles	Tren superior
Jueves	Descanso
Viernes	Tren inferior
Sábado	Descanso
Domingo	Descanso

-Distribución de 4 días para hombres/mujeres

Día	Músculos a trabajar
Lunes	Tren inferior
Martes	Tren superior
Miércoles	Descanso o abdominales
Jueves	Tren inferior
Viernes	Tren superior
Sábado	Descanso
Domingo	Descanso

-Entreno de 5 días para hombres

Día	Músculos a trabajar

Lunes	Pecho (empuje) / Isquiotibiales / Bíceps
Martes	Espalda (tirón vertical) / Tríceps / Abdominales
Miércoles	Descanso
Jueves	Cuádriceps / Isquiotibiales
Viernes	Pecho (aducción) / Hombros
Sábado	Espalda (tirón horizontal) / Cuádriceps / Abdominales
Domingo	Descanso

-Entreno de 5 días para hombres- Frecuencia semanal 1

Día	Músculos a trabajar
Día 1	Espalda / Bíceps
Día 2	Cuádriceps / Isquiotibiales
Día 3	Descanso
Día 4	Pecho / Tríceps / Hombros
Día 5	Abdominales / Espalda baja
Día 6	Repetir

⊥ **Bloques de entrenamiento**

Un error muy habitual es constantemente entrenar a hipertrofia siempre con el mismo rango de repeticiones. Anteriormente hemos comentado que el entrenamiento de fuerza nos es muy beneficioso para la creación de masa muscular, ya que la fuerza que ganemos en los bloques de entrenamiento de fuerza nos servirá para mover más peso en la fase de hipertrofia, y así aumentar más todavía nuestra masa muscular en esta fase.

Por si fuera poco, **al entrenar un tipo de fibras denominadas "rápidas" con el entrenamiento de fuerza, también desarrollaremos un aspecto denso, duro y musculado.**

Lo normal, cuando estemos creando masa muscular, es hacer un bloque de entrenamiento de fuerza y seguidamente 2 de hipertrofia. Cada entrenador establece cada bloque con una duración diferente, pero la estándar de 4 semanas suele funcionar muy bien.

Asimismo se puede hacer una rutina de entrenamiento mixta, donde los días 1 y 2 de la semana se entrenen torso y tren inferior pesado a fuerza, y los días 4, 5 y 6 a hipertrofia. Este tipo de rutina funciona muy bien también, pero la recomiendo para intermedios y avanzados. A un principiante, el cambiar un día a entrenamiento de fuerza y otro a hipertrofia puede resultarle más complicado.

Nuestra estructura quedaría así:

- **Semanas 1-4**: entrenamiento de fuerza
- **Semanas 5-8**: entrenamiento de hipertrofia I
- **Semanas 9-12**: entrenamiento de hipertrofia II

En cada uno de los bloques de hipertrofia se cambiarían ejercicios, y también pueden cambiarse repeticiones y sistemas de entrenamiento siempre dentro del rango de la hipertrofia (desarrollo de masa muscular)

Este proceso puede durar todo el tiempo que deseemos mientras nuestro porcentaje de grasa no sea más de un 15%, ya que si nos excedemos nos costará ganar músculo, nuestros niveles hormonales decaerán y convendrá estar unas semanas bajando el porcentaje de grasa corporal antes de seguir construyendo músculo.

No podemos entrenar al 100% ni al fallo muscular las 52 semanas del año: debemos hacer períodos de descanso y/o de disminución de la intensidad del entreno.

Si entrenáramos las 52 semanas al fallo muscular, acabaríamos lesionados o en el mejor de los casos con un sobreentrenamiento, y los niveles hormonales decaerían (nuestra testosterona y hormona de crecimiento decaerían y nuestro cortisol aumentaría, destruyendo músculo; así que ten presente la importancia de las semanas de descarga). Por eso, cada bloque de entrenamiento suele tener diferentes cargas de intensidad.

Un sistema que funciona para cada bloque es:

- **Semana 1**: semana base que utilizamos para adaptarnos a la rutina y averiguar cuáles son los mejores pesos que podemos utilizar.

- **Semana 2**: semana efectiva; utilizamos el 100% de la carga que podemos utilizar.

- **Semana 3**: semana de choque; intentamos incrementar todavía más la intensidad del entreno. Esta es la semana más dura de todas, cuando debemos llegar al límite de nuestras fuerzas y rendimiento, siendo un 110% la intensidad.

- **Semana 4**: semana de descarga; utilizamos un 60% del peso utilizado en la semana de choque y un 60% también de volumen de entrenamiento, para descansar para el siguiente bloque.

- ✓ **Clave 34**: Tenemos que estructurar nuestro sistema anual de entrenamiento en bloques de 4 semanas, donde haya una semana de base, otra efectiva, otra de choque y una última de descarga, para optimizar ganancias y dar tiempo al cuerpo a recuperarse para el siguiente bloque.

Ciclo de entrenamiento anual

Como hemos mencionado anteriormente, **debemos entrenar con períodos de fuerza y con otros de hipertrofia.** Si deseamos ganar músculo, algo de grasa se ganará en el proceso al haber un superávit calórico, por lo que necesitaremos etapas de corte o definición para bajarla de nuevo, siempre y cuando nuestro objetivo sea ganar músculo o tono muscular.

Este es un ejemplo -pero no el único válido- con el que podemos estructurarlo:

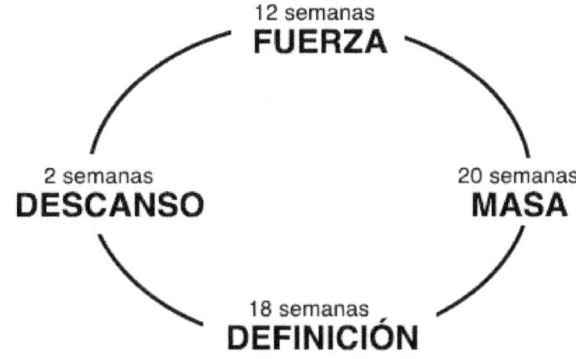

- **Fase de fuerza:** nuestro objetivo es ganar fuerza para ser más fuertes y construir más músculo en la fase de masa (hipertrofia). Debemos concentrarnos en movimientos de fuerza y básicos como sentadillas, pesos muertos, press militares, press de banca.

- **Fase de masa:** el fin es añadir músculo con el mínimo de grasa, siguiendo con ejercicios de fuerza pero subiendo las repeticiones para hipertrofia, con algunos ejercicios de máquinas y cables.

- **Fase de definición:** suele venir acompañada de una reducción de calorías, aumentando el ejercicio cardiovascular para bajar el porcentaje de grasa. Al reducir las calorías, nuestra fuerza también disminuirá, pero debemos seguir tirando pesado para no perder el músculo que tanto nos ha costado ganar.

- **Fase de descanso:** es muy importante que nos recuperemos de las 50 semanas de duro estrés al que nos hemos sometido, lo que significa no entrenar. Esto te ayudará a ganar fuerza, tamaño, músculo y ganas de volver al gimnasio a entrenar duro, por lo que no te sientas culpable: relájate y disfruta de estas vacaciones.

Todo esto va a depender de nuestro porcentaje de grasa corporal y objetivos. Si somos una persona con un metabolismo muy rápido y siempre estamos por debajo de un 15%, podemos omitir el período de definición por más tiempo o reducirlo.

✦ Técnicas de intensidad

Estas son algunas técnicas que se pueden usar durante los entrenamientos, para seguir progresando cuando ya no consigamos añadir más peso a los ejercicios.

Un principiante que lleve menos de 2 años entrenando, por norma general no las va a necesitar ni son recomendadas, ya que uno debe saber ejecutar correctamente el ejercicio con la técnica correcta antes de ponerlo en práctica.

Los intermedios y avanzados podéis ponerla en práctica en 2-3 series de todo el entrenamiento muscular que estéis realizando:

Contracción estática máxima	Prefatiga
En la porción de completa contracción del rango del movimiento del **ejercicio** se debe flexionar el músculo tan fuerte como sea posible (contracción estática máxima) y **mantener esa contracción por 2-3 segundos.**	Realizamos un ejercicio de aislamiento como primero en nuestra rutina para agotar el músculo para los posteriores. Por ejemplo, empezar con pullover para dorsales al entrenar los dorsales o con aperturas con mancuernas para pecho.
Repeticiones lentas	**Repeticiones con trampa**
Una **repetición lenta** debe durar aproximadamente de 4 a 5 segundos en la fase positiva y 4 ó 5 segundos en la fase negativa. Realizar 3-4 series por entreno aplicando esta técnica.	Se inclina el cuerpo e implican otros músculos para hacer repeticiones extra. Sólo deben hacerlo los atletas experimentados y máximo una serie por ejercicio porque puede provocar lesión. Por ejemplo, ayudarse un poco de la espalda al hacer curl de bíceps de pie.
Repeticiones parciales	**Series con pausa**
Se siguen realizando repeticiones con el mismo peso parciales cuando se haya llegado al fallo muscular haciéndolas completas. No hacer más de 2 series por entreno muscular usando esta técnica.	Como las series descendentes, las series con pausa te permitirán entrenar pasado el punto de fallo inicial. Pero en este caso, en lugar de disminuir el peso para continuar, se descansa entre 10 a 20 segundos y, a continuación, se repite hasta el fallo con el mismo peso haciendo las repeticiones que sea capaz de realizar.
Series extendidas	**Superseries**
Son triseries con variaciones de un mismo ejercicio para trabajarlo a través de varios ángulos. Ejemplo: sentadillas frontales, sentadillas traseras y tipo sumo una serie consecutivas de los 3 y tras 1 minuto de descanso volver a repetir.	Consiste en realizar 2 series de dos ejercicios distintos seguidas, sin ningún descanso entre las mismas (no descansaremos hasta finalizar la segunda serie del ejercicio). Se pueden hacer del mismo músculo que se está trabajando o del opuesto. Las opuestas por ejemplo curl de bíceps con press francés para tríceps.

Series gigantes	Descanso / Pausa
Es igual que las triseries pero en lugar de 3 ejercicios seguidos 4 ó 5. En cada circuito de series gigantes se deben descansar entre 60-120 segundos y entre cada ejercicio no debe haber descanso. Lo normal es hacer 4-5 vueltas de cada serie gigante.	Detenerse durante una serie cuando estamos agotados, descansar luego unos instantes, y continuar después la serie. Este proceso puede seguirse las veces que estimemos necesarias para torturar nuestros músculos.
Repeticiones a distinta velocidad	**Triseries**
Realizar ejercicios multiarticulares o compuestos para las repeticiones rápidas y los de tipo de aislamiento para las lentas.	Es el mismo caso que las superseries pero en lugar de 2 ejercicios seguidos, 3.
Repeticiones forzadas	**Sobrecarga negativa**
Pedir ayuda a un compañero para hacer repeticiones extra ayudando lo mínimo para levantar la barra o mancuernas con el mismo peso cuando se haya llegado al fallo.	Con la ayuda de un compañero, hacer presión para aumentar la carga en la fase negativa. Ejemplo: que el compañero ejerza fuerza en la parte negativa del movimiento y deje de hacerla en la positiva. Sólo para atletas experimentados y una serie por entreno y esporádicamente.
Series descendentes	
Una **serie descendente** implica realizar una serie de un ejercicio concreto hasta el **fallo muscular**, e inmediatamente después disminuir el peso (descansando tan sólo el tiempo que se tarda en cambiar el peso) y repetir hasta el fallo con un peso más ligero en el mismo ejercicio. Se puede repetir este proceso de disminución del peso hasta completar varias **series descendentes**.	

✓ **Clave 35**: Si ya no eres un principiante y eres incapaz de aumentar los pesos en los ejercicios, puedes utilizar técnicas de intensidad para seguir progresando.

✦ **Compañero de entreno: ¿sí o no?**

En estos 20 años que llevo entrenando, he pasado por etapas en las que he tenido compañero de entrenamiento y otras en las que no. Hay deportes específicos donde es mejor entrenar solo, pero en muchos otros, con un buen compañero de entreno progresarás mucho más. ¿Por qué te digo esto?

1. Te fuerza a ir a entrenar cuando tú no tienes ganas.
2. Si un día estás cansado en el entreno, él tirará de ti, haciendo que puedas dar el 100%.
3. El tener una persona ayudándote a levantar una pesa, a hacer una distancia corriendo... hace que estés más seguro para forzar tu cuerpo al máximo y dar lo mejor de ti.
4. Disfrutaréis más del entreno en compañía.
5. Pasará el tiempo más rápido.
6. Te obliga a llevar toda la semana tu dieta ya que si no, sabes que no vas a rendir cuando tu compañero haya comido correctamente y te deje atrás.
7. Igualmente, te obliga a descansar.

Ahora, un mal compañero de entrenamiento puede hacer que progreses menos que tú solo. Pero ¿cómo detectar a un mal compañero de entrenamiento para ti?

1. **Estáis en niveles muy diferentes**: imagínate que tú levantas 100 kg. y él 50 kg., o que tú corres 10 km. en 35 minutos y él en 1 y ¼ hs. Lo que va a pasar es que vas a tener que reducir tu intensidad de entreno y no vas a mejorar; incluso puede que pierdas forma mientras él se beneficia de ti.

2. **Es impuntual e informal**: si continuamente te cambia las horas de los entrenos, llega tarde y/o falta, cambia de compañero, no se lo toma en serio ni te tiene respeto ni a ti ni a tus objetivos.

3. **Tenéis diferentes objetivos**: imagínate que tú quieres ganar masa muscular y él perder grasa, o que tú quieres correr una maratón y él 10 km. El entreno de uno no vale para el otro.

Algo que he aprendido es a ir "escalando compañeros" de entrenamiento si estos se te quedan pequeños. Si no progresáis igual y tú ya estás en un nivel muy superior, échale el ojo a alguien que tenga un 10-20% de rendimiento superior al tuyo e intenta entrenar con esa persona.

Yo he estado en más de 20 gimnasios entrenando, y cuando veía a alguien que por los pesos que movía o la forma de entrenar podía ser un buen compañero de entreno (no te fijes por el aspecto físico) me acercaba y me ponía a hablar con él, diciéndole que si le importaba que entrenáramos juntos.

Siempre he sido bastante sociable y no he tenido problemas en hacerlo, pero si te cuesta un poco, plantéalo como un negocio: él se beneficia de ti y tú de él. Le puedes decir simplemente: hola, me llamo tal y me acabo de apuntar al gym; o si llevas tiempo, le dices que te gustaría entrenar con él porque quieres progresar, que te tomas el entrenamiento bastante en serio y que por qué no probáis a entrenar un día juntos.

Es muy raro que te digan que no; si alguien no quiere, a lo mejor te dice que no tiene hora fija, que él está entrenando para otro objetivo… si a pesar de eso te dicen que no, pues ya sabes que no está por la labor.

✓ **Clave 36**: Si encuentras un buen compañero de entrenamiento, te ayudará a progresar más rápido.

Entrenamiento cardiovascular

El entrenamiento cardiovascular es ideal para acelerar tu metabolismo, mejorar tu capacidad aeróbica, movilizar más rápido y mejor todos los nutrientes a los músculos y además, perder grasa en las fases de definición.

Para motivos de pérdida de grasa corporal, básicamente hay dos métodos: el entrenamiento bajo-moderado de larga duración y el de intervalos.

Ha habido mucha proliferación del ejercicio de intervalos, alegando que en 15 minutos se podían quemar la misma grasa y calorías que con el ejercicio de moderada y baja intensidad.

Se ha demostrado que esto no es cierto. A los 15 minutos del entrenamiento de intervalos y del de media intensidad la quema de grasas es prácticamente la misma, ya que al final, entre las subidas de intensidades y recuperación, sale una recta de intensidad similar a la del ejercicio cardiovascular de moderada intensidad.

El ejercicio interválico tiene el inconveniente de que es más duro de realizar (te lo pasas realmente mal en las series en las que tienes que dar el 100% de *sprints*); la mayoría de las personas no van al 100% y aceleran sólo un poco, provocando una quema de grasas inferior a la que se da en los ejercicios de moderada intensidad. Esto, sin contar que puede causar problemas articulares y de tendones, sobre todo, en personas con una gran cantidad de masa muscular o de grasa.

Por si fuera poco, hay algunos estudios que muestran que en el entrenamiento concurrente se reduce la ganancia de masa muscular. Esto es, cuando entrenas la fuerza con pesas y haces entrenamiento cardiovascular de forma intermitente o continua al 95-100% de intensidad en una misma semana, no se elevan los niveles de proteína mTor, que son los encargados en primera instancia de la síntesis de proteína en el músculo; a su vez se elevan los niveles de AMPK, una proteína que inhibe la mTor. Todavía hace falta más información al respecto para saber si el entrenamiento de intervalos es perjudicial, pero es una razón más para optar por el entrenamiento de baja-moderada intensidad.

Por eso, si tu objetivo es únicamente quemar grasa, te recomiendo el ejercicio cardiovascular de moderada intensidad en lugar del de intervalos.

En épocas de creación de músculo, el promedio de 3 sesiones de 30 minutos post-entreno será suficiente, y en épocas de definición tendrás que hacer un mínimo de 45 minutos al menos 4 veces por semana, a no ser que tengas un metabolismo muy rápido.

Como ejercicios preferidos para tu entrenamiento cardiovascular, puedes andar rápido, correr, hacer bicicleta estática, elíptica, de spinning, remo, subir escaleras o natación. Como ves, tienes opciones para aburrirte; si puedes evitar correr, mejor, ya que es un ejercicio con impacto y puede a la larga provocarte problemas articulares.

✓ **Clave 37**: En fase de creación de músculo, realiza 3 veces por semana 30 minutos de ejercicio cardiovascular. En épocas de definición, un mínimo de 3 sesiones semanales entre 45-60 minutos, tras el entrenamiento con pesas o en otro momento del día, pero nunca antes para no agotar el glucógeno muscular y tener energía para el entrenamiento con pesas.

✦ Entrenamiento cardiovascular de baja intensidad

Antes de empezar a conocer las claves del entrenamiento cardiovascular, debes saber cuándo debes realizarlo. Está muy de moda ahora el entrenamiento en ayunas, porque se tiene la teoría de que al estar el cuerpo con unos depósitos bajos de glucógeno, quemará directamente la grasa corporal, utilizándola como reserva energética.

Si cenas carbohidratos sólo por no desayunar, entrenarás con una hipoglucemia, pero tus depósitos de glucógeno estarán llenos; tendrías que entrenar el día anterior y no tomar ningún carbohidrato hasta el entrenamiento cardiovascular. Aún así, se ha demostrado ya con estudios que el ejercicio cardiovascular en ayunas no produce una mayor pérdida de grasa que realizado en cualquier otro momento del día, así que te puedes ahorrar los madrugones y la falta de energía para ir a hacer tu ejercicio cardiovascular.

Puedes hacer el ejercicio cardiovascular los días en los que no hagas entrenamientos con pesas, o hacer uno y otro con varias horas de diferencia; pero si vas a hacer el entrenamiento con pesas y el ejercicio cardiovascular en la misma sesión, siempre, siempre, siempre (atento a mis 3 "siempre") haz este último después de tu sesión de pesas.

-¿Y esto por qué?

Si haces tu sesión de ejercicio cardiovascular antes de tu sesión de entrenamiento con pesas, primero agotarás tu glucógeno muscular los primeros minutos y los últimos minutos -sobre los 25-30 minutos- empezarás a utilizar las reservas de grasa como fuente de energía. Así llegarás al entrenamiento con pesas sin energía en el músculo para poder utilizar la cantidad de peso necesaria, que genere un entrenamiento de intensidad para crear músculo; además, habrás quemado menos grasa.

Si tomas un batido tras tu entrenamiento de pesas + ejercicio cardiovascular en la misma sesión, el batido post-entrenamiento siempre debe ir tras el ejercicio cardiovascular, ya que sino, recuperarías el glucógeno perdido y quemarías menos grasa con tu entrenamiento cardiovascular.

Hay una fórmula para determinar a cuántas pulsaciones debemos ir aproximadamente para maximizar la quema de grasa conservando el músculo. Si vamos a una velocidad demasiado alta, corremos el riesgo de que nuestro cuerpo utilice el glucógeno muscular, haciendo un trabajo anaeróbico en lugar de aeróbico y evitando la quema de grasa.

Si por el contrario la intensidad es demasiado baja, quemaremos grasa a un ritmo mucho más lento.

Para controlar las pulsaciones debemos utilizar un pulsómetro.

- **Para hombres:** FCmax = 210 – (0,5 x edad en años) – (20% del peso en kg) + 4
- **Para mujeres:** FCmax = 210 – (0,5 x edad en años) – (20% del peso en kg)

Por ejemplo, la frecuencia cardiaca máxima de un hombre de 90 kg y 32 años nos daría 178 pulsaciones por minuto.

Ahora, a dicha frecuencia máxima debemos aplicarle el 60-70% para saber a las pulsaciones a las que debemos ir en nuestro ejercicio para quemar grasa:

FCRecomendada = FCmax x 60%

Si seguimos con nuestro ejemplo, nos daría un resultado de entre 106 y 124 pulsaciones por minuto. Este es el rango al que se debería ir.

✓ **Clave 38**: El entrenamiento cardiovascular en ayunas no quema más grasa corporal que en otro momento del día, así que puedes evitarte los madrugones.

♣ Cómo elegir un buen gimnasio

Te voy a contar, desde mi experiencia, lo que yo considero que tienes que analizar y valorar a la hora de decidirte por un gimnasio u otro y saber si es adecuado para ti:

1. ¿Cuáles son tus objetivos?

Si eres un *runner* o un ciclista y vas a trabajar circuitos con cargas no muy elevadas para fortalecer tus músculos, no vas a necesitar pesos tan elevados como un culturista.

Uno de los problemas de los gimnasios que me encontraba, es que la mayoría tenían mancuernas inferiores a 60kg; algunos incluso no llegaban ni a 40kg.

Una persona que entrena desde hace años, va a superar sobradamente estos pesos y estará limitada. Igualmente, si no puedes cargar una prensa con cientos de kilos y va por placas, no es un gimnasio para un culturista o alguien que quiere serlo. Tampoco para un *powerlifter*.

Sea cual sea tu objetivo, busca siempre gimnasios que tengas barras y mancuernas de altos pesos. Así, te vas a garantizar que vas a poder entrenar duro, ya que la falta de una máquina siempre se puede reemplazar por un ejercicio libre.

Igualmente, si tienes que hacer ejercicio cardiovascular, fíjate en que las máquinas sean buenas y haya suficientes para poder disfrutar de ellas.

2. Gimnasios en muchedumbre

No es nada raro ir a tu hora de entreno y ¡sorpresa! aquello parece una discoteca: ni una sola máquina libre, y no puedes ni andar por los pasillos; tardas en hacer 3 ejercicios hora y media por estar las máquinas ocupadas. Huye de gimnasios así, nunca progresarás al no poder entrenar duro y enfriarte.

3. Busca clientes con tu perfil deportivo

Esto puede parecer una tontería porque puedes decir: ¿a mí qué me importa quién va a mi hora y qué objetivo tenga? Yo me pongo mis cascos, entreno duro y no me influencian los demás. Efectivamente puedes progresar así, vale; pero si eres una persona que quiere tener un físico *fitness*, que quiere cuidar la dieta y entrenar duro, siempre vas a entrenar y a comer mejor si ves a tu alrededor gente disciplinada y entrenando duro, en vez de una manada de whatssaperos mirándose al espejo. Y lo más seguro es que encuentres un buen compañero de entreno con quien progresar.

4. Disponibilidad

Me he encontrado gimnasios que cierran los fines de semana y no abren a mediodía. Valora eso si tu tiempo es limitado. Imagina que no puedes ir un día y ya el fin de semana no puedes recuperar ese día que se te quedó por hacer entre semana. A estas alturas, con la competencia de gimnasios que hay, si puedes, evita renunciar a poder tener un horario y días flexibles.

5. Higiene

Esto no tiene nada que ver con el rendimiento deportivo, pero si te tienes que ir a duchar a casa por lo sucio que está el vestuario y te constipas por ir en el coche conduciendo sudado, es un hándicap negativo. Yo me he duchado con cucarachas recorriendo mi ducha, pero en mi opinión, no debes permitir eso; si pagas, lo mínimo que pueden hacer es tener todo limpio.

6. Aparcamiento

Si vas en coche porque te pilla lejos, que haya fácil aparcamiento. Muchas veces me he apuntado a un gimnasio y cada vez que iba a entrenar gastaba 20 minutos dando vueltas hasta encontrar aparcamiento. Si puedes ir andando o bicicleta mucho mejor, porque así calientas antes del entreno.

7. Prueba primero un mes

Empieza por 1 mes y luego si te gusta, coge la oferta del año si quieres, pero nunca el año de primera hora. Siempre puede haber cosas que no te gusten. Incluso una vez yo pagué un año entero y ¡sorpresa!: el gimnasio a los 3 meses cerró y yo no vi nada de mi dinero.

8. Monitores agradables

He estado en gimnasios que estaban en una primera planta, con otros negocios en la planta baja; el dueño del gimnasio gritaba a los clientes para que tuvieran cuidado al soltar las pesas o hablaba a voces con los clientes al fondo del gimnasio. Incluso me he encontrado con dueños que me quitaban de las máquinas para entrenar ellos, porque decían que el gimnasio era suyo. Si el dueño del gimnasio o los monitores parecen un coronel en un campamento militar dando órdenes, y en vez de disfrutar te hacen pasar un mal rato (siempre y cuando no sea que hagas algo que vaya en contra de las normas del establecimiento) prueba en otro; hay muchos.

Estos son mis factores en concreto, los que yo te recomiendo. Tú tendrás tus circunstancias y además de estos, puede que tengas otros, así que valóralos para elegir el mejor gimnasio para ti.

13. ¿QUÉ SUPLEMENTACIÓN DEPORTIVA DEBO COMPRAR? LA LOCURA DE LA PUBLICIDAD

Es muy raro que, cuando uno desea aumentar su masa muscular o ganar definición para adquirir el físico de sus sueños o aumentar su rendimiento deportivo, no esté rodeado de la influencia de compañeros de entrenamiento, de Internet y de la publicidad. Nos hacen confiar en la posibilidad de consumir suplementos mágicos que marquen la diferencia y provoquen ese salto para conseguir el físico que soñamos.

La mayoría no quiere escuchar que **los suplementos no son mágicos ni se debe confiar en ellos para marcar una diferencia en el desarrollo, pero es la realidad.** El tomar cualquier suplemento deportivo, sea el que sea, no va a marcar una diferencia significativa respecto a no usarlo si nuestra alimentación y entrenamiento son los adecuados. Si pudiéramos medirlo en un porcentaje, no va a suponer más de un 10-15% de los resultados finales; no malgastes tu dinero en tener un arsenal de suplementos, ya que **la clave es la alimentación y el entreno**. Los suplementos son deficientes y no puedes suplir los resultados con dichas carencias.

No te voy a mentir: algunos suplementos deportivos ayudan a mejorar tanto tu fuerza como tu recuperación y progreso. Además, bebidos, son una forma muy cómoda de añadir macronutrientes y calorías a tu dieta (resultan prácticos en trabajos en los que no puedes comer).

Si quieres añadir masa muscular, con que tomes una proteína de suero aislada o hidrolizada con ciclodextrina, amilopectina, vitargo u otro hidrato de alto índice glucémico rápido, y si quieres creatina, vitamina C y un complejo vitamínico justo tras el entreno, no necesitas nada más si llevas una buena alimentación. Todo lo demás será gastar tu dinero inútilmente.

Si quieres definir, no necesitas nada además de lo ya mencionado; pero puedes añadir algo de extracto de té verde o rojo, o picolinato de cromo, para ayudar a la eliminación de retención de líquidos y grasa.

✓ **Clave 39**: Los suplementos no son mágicos ni debes confiar en ellos para marcar una diferencia. No te van a ahorrar el hacer un plan alimenticio, ni el entrenar todos los días duramente.

Vamos a darles un repaso a alguno de los suplementos más populares (no voy a mencionarlos todos porque eso sería para un libro entero) y a explicar qué son cada uno y para qué sirven -o "dicen" que sirven-:

- **Proteínas de suero**

También las conocerás como *whey* o *isolate protein*. Las hay de soja, ternera, arroz...pero debes escoger la proteína de suero lácteo, *isolate* o *whey*, ya que es una **proteína completa que contiene todos los aminoácidos esenciales** que se requieren en la dieta diaria, además de que es rica en bcaas. Los aminoácidos esenciales son metabolizados directamente en el músculo y los primeros en ser usados durante los períodos de ejercicios y entreno de resistencia.

Es además soluble, fácil y rápida de digerir, por eso es **ideal tras el entrenamiento**; pero si llevas una alimentación de unos 2-3 gramos de proteína por kilo de masa muscular procedente de los alimentos, el consumo extra de proteína no te va a aportar beneficios. Sólo conseguirás ganar grasa o que se utilice como energía si estás bajo de hidratos de carbono en tu dieta. Sin embargo, dado que 90 minutos tras el entreno eres capaz de asimilar más nutrientes por la "ventana anabólica" para recuperarte de una sesión dura de entreno y reparar el tejido muscular, es una buena idea consumir esta proteína de rápida asimilación antes de una comida sólida.

Busca siempre una proteína de aislado o hidrolizado de al menos un 90% de concentración (que del 100% del producto, un 90% esté compuesto por esta proteína).

- **Ciclodextrina, amilopectina, vitargo y similares**

La amilopectina o almidón de maíz ceroso no es más que un hidrato de carbono de alto índice glucémico, que es metabolizado y entra en sangre muy rápido.

Como has leído en el apartado de los hidratos de carbono, es conveniente que los hidratos que metamos a lo largo del día sean de índice glucémico bajo o moderado; sin embargo, cuando estamos entrenando nuestras reservas de glucógeno se agotan, por lo que con este tipo de hidrato las repondremos rápidamente, ya sea justo antes de entrenar, durante o después (ya que ambos métodos son utilizados). Al tener nuestras reservas de glucógeno vacías, no se almacenará en forma de grasa y dejaremos a la proteína que haga su trabajo de reparación y crecimiento del tejido muscular. **Si sólo incluimos proteína tras el entreno, esta será utilizada para reponer el glucógeno muscular y hepático.**

La forma más común es tomarla con la proteína de suero en un batido tras el entreno, aunque hay algunos entrenadores que lo incluyen también justo antes o durante, dependiendo de la carga de entrenamiento.

- **Creatina**

La creatina es uno de los pocos suplementos que lleva más de 10 años en el mercado, y los estudios y la práctica demuestran que funciona. Desde hace poco han aparecido nuevas fórmulas de creatina como la *pre-alkalyn*, **pero la que está comprobada que funciona es la creatina monohidrato.** En concreto, la que da muy buenos resultados es la Creapure, así que es la que te recomiendo en caso de utilizarla.

Ya han quedado desterradas las fases de carga de 20 gramos durante 5 días. Con que tomes 5 gramos tras el entreno obtendrás los mejores resultados y en pocos días llenarás tus depósitos de creatina.

-Pero ¿para qué sirve?

La creatina tiene un efecto voluminizador en el músculo con un fuerte efecto anabólico; además, incrementa tus reservas de ATP (que es la energía que utilizan los músculos para los esfuerzos tras descomponer el glucógeno muscular) **permitiéndote entrenar con más peso al recuperarte antes** de cada serie. Como los músculos se contraen más allá, tendremos un mayor crecimiento muscular.

- **Glutamina**

La glutamina es un aminoácido no esencial; esto quiere decir que el cuerpo puede fabricarlo y no necesita de la ingesta de alimentos para poder obtenerlo. No obstante, en entrenamientos muy intensos la destrucción de fibras musculares es tan alta que la suplementación de glutamina -antes de dormir o post-entreno- ayuda a reparar antes el músculo y a elevar la producción de la hormona de crecimiento.

Sin embargo, si no realizamos entrenamientos intensos e ingerimos la proteína diaria necesaria, no hace falta dicha suplementación. Las dosis que se suelen utilizar son entre 5 y 20 gramos, justo después de entrenar, antes de dormir o ambas.

- *Gainers*

Este es quizás el suplemento más prescindible y más caro en proporción a lo que aporta, ya que no es más que una combinación, por norma general, de distintos hidratos de carbono con algo de proteína y creatina en algunos casos. En otros, sólo se paga azúcar a precio de oro.

Puede venir bien para ectomorfos a quienes les cueste ganar peso y, sin poder comer más, sea una buena solución el utilizarlos entre comidas para elevar el número de calorías. Sin embargo, dado su precio elevado es preferible utilizar fuentes naturales como arroz, pasta, patatas, pan sin azúcar… así que no gastes tu dinero en ellos y eleva tu fuente de hidratos de carbono (si no puedes comer más, un puñado de frutos secos harán el trabajo).

- **BCAAS**

O también llamados "aminoácidos ramificados"; son los aminoácidos esenciales leucina, isoleucina y valina. Son necesarios para el mantenimiento del tejido muscular y las reservas de glucógeno. También pueden ayudar a la rotura de proteína muscular durante el ejercicio.

Si ya tomas la proteína necesaria a lo largo del día, el añadir esta suplementación extra no va a aportar un beneficio. Sin embargo, en el perientreno (antes, durante y después), dada su rápida asimilación a medida que se destruyen fibras musculares debido al entrenamiento, podemos estar aportando los aminoácidos necesarios para su reconstrucción, en lugar de esperar varias horas después del entreno.

Es como ir reparando una casa a medida que se va cayendo en lugar de esperar a que se caiga entera, al igual que añadir una fuente rápida de hidratos de carbono para reponer el glucógeno que se va agotando con el entrenamiento.

- **L-carnitina o Alcar (acetil l-carnitina)**

Básicamente, es una sustancia que se forma a través de los aminoácidos esenciales lisina y metionina, y que ayuda a transportar la grasa para su utilización.

Una suplementación con L-carnitina es totalmente inservible para elevar la quema de grasa, ya que simplemente aumenta la cantidad de células transportadoras, pero no incrementa el ritmo de la quema de grasas.

Poniendo un ejemplo, sería como si hubiera una mina en la que los mineros recogen el carbón (la grasa) y los vagones se encargan de transportarla (la L-carnitina). Aunque tripliquemos el número de vagones, si estos van vacíos, no servirán de nada. Así que gastar tu dinero en L-carnitina es inútil para la quema de grasa.

- **Extracto de té verde**

Gracias a una sustancia llamada flavonoide -en concreto uno cuyas siglas son EGCG- aumenta la termogénesis (la quema de calorías en el cuerpo), además de que es un potente antioxidante. Así, en la pérdida de grasa es una pequeña ayuda a utilizar, que complementa nuestra dieta y ejercicio.

Lo que tienes que tener en cuenta al comprarlo, es que tenga una alta concentración de EGCG -de al menos un 10%- y de polifenoles -de un 40%-, lo que debería venir especificado.

La fórmula recomendada para el preentrenamiento es de 300 mg. de extracto de té verde con 200 mg. de cafeína.

- **Tríbulus**

El tríbulus imita la hormona pituitaria LH. Al elevarse los niveles de LH, la producción natural de testosterona en los testículos también aumenta. Sin embargo, si nuestros niveles de hormona LH están en unos niveles normales, una suplementación con tríbulus no nos aportará ningún beneficio.

- **Prohormonales**

Hay un sinfín de prohormonales en el mercado; necesitaríamos varias páginas para nombrarlos a todos, y continuamente van saliendo nuevos, con otros nombres y composiciones. Según la publicidad, son la alternativa a utilizar a los anabolizantes esteroides sintéticos para producir ganancias de masa muscular y fuerza.

Hay muchos que han sido retirados del mercado y otros que siguen circulando, causando daños hepáticos y afectando nuestro sistema hormonal de forma perjudicial, sin que venga especificado en la etiqueta todos los ingredientes que los conforman. Por eso te recomiendo que te alejes de cualquier prohormonal, ya que no sabes qué estás ingiriendo; ten por seguro que conllevará efectos secundarios.

- **Preentrenos**

La mayoría de ellos contienen una base de óxido nítrico, cafeína y arginina. A algunos les añaden BCAAS y otros aminoácidos esenciales, creatina, vitaminas y minerales.

Yo no soy amigo de los preentrenos porque pueden producir taquicardias y problemas para dormir; además, una vez que te acostumbras a entrenar con ellos, no serás capaz de entrenar duro sin ellos.

La mayoría de las fórmulas que se basan en óxido nítrico (y casi todos los demás ingredientes que potencian su efectividad) dan como efecto una gran sensación de congestión muscular durante los entrenos, ayudando a la recuperación muscular y aumentando la síntesis de proteína en el músculo.

Pero ¿qué pasará cuando tengas que descansar de ellos? Será como si tuvieras que entrenar con resaca: te encontrarás desmotivado, sin esa energía y furia para entrenar, y vendrán las pérdidas de ganancia por realizar entrenamientos de menor intensidad.

Así que acostúmbrate a entrenar duro sin preentrenos y a la larga lo agradecerás.

- **Beta-alanina**

La Beta-alanina es un beta-aminoácido no esencial. Lo que hace a nivel molecular es aumentar los niveles de carnosina e incrementar la cantidad de trabajo, para desempeñar esfuerzos a intensidad alta, sobre todo, superiores a 60 segundos.

La función de la carnosina es ser una de nuestras principales fuentes de defensa contra el aumento de iones de hidrógeno (H+) durante el ejercicio a alta intensidad. Este aumento en H+ hace que disminuya el pH dentro de las células musculares, afectando negativamente la función enzimática y los procesos conectados de excitaciones-contracciones musculares que se producen a alta intensidad. Resumiendo, una disminución del pH muscular contribuye a la aparición de la fatiga muscular.

Se suele mezclar con taurina; muchos de los compuestos de preentreno suelen incluir tanto beta- alanina como taurina.

La beta-alanina parece ser efectiva para ejercicios con una duración de más de 60 segundos. No ha demostrado ser efectiva en tiempos más cortos, donde la demanda de ATP es mucho mayor, por lo que a no ser que practiques algún deporte en los que realices esfuerzos de entre 1 y 5 minutos, por ejemplo que seas *sprinter*, ciclista, *runner*, futbolista… no gastes tu dinero en dicho suplemento, ya que no vas a notar una mejoría con él.

- **Picolinato de cromo**

Ya multitud de estudios han confirmado que el picolinato de cromo hace más eficiente el metabolismo de la insulina, ayudando a quemar grasa y no músculo, reduciendo los requerimientos de insulina y mejorando la tolerancia de la glucosa. A la vez, colabora en la síntesis de proteínas. Si deseas conservar la masa muscular mientras bajas tu porcentaje de grasa corporal, es una pequeña ayuda, ya que se concentra en la eliminación de la grasa corporal.

La insulina es una hormona que -como hemos comentado- ayuda a regular la asimilación de los carbohidratos, las grasas y las proteínas. Ayuda, además, a perder grasa por medio del aumento del coeficiente metabólico: acelera el metabolismo de la grasa y suprime el apetito, especialmente los deseos de ingerir azúcar. Puede evitar el hambre falsa asociada a un ineficiente metabolismo de la glucosa.

La eficiente absorción del azúcar de la sangre y su conversión en glucógeno almacenado contribuye a mejorar la energía, el vigor y la resistencia de la persona. El picolinato de cromo puede aumentar sustancialmente el crecimiento de los músculos, porque la insulina y el cromo hacen que la proteína salga de la sangre en forma eficiente y se introduzca en las células, donde puede integrarse en nuevos tejidos musculares.

La mejor forma de administrarlo es 30 minutos antes del entrenamiento, entre 200-1000 mcg. La dosis variará en función del peso de la persona y su cantidad de masa muscular. A las 2 semanas debes empezar a notar resultados en la reducción de grasas y el aumento de energía durante tus sesiones en el gimnasio y tus ejercicios cardiovasculares.

- **Ácido alfa-lipoico (ALA)**

Actúa de forma similar al picolinato de cromo. Resumiendo, regula y hace más eficiente nuestra producción y utilización de la insulina, por lo que si tomas picolinato de cromo, aunque pueden funcionar sinérgicamente, no es necesario que te suplementes con ALA.

El ALA o r-ALA, como lo verás en algunos productos, ayuda además a eliminar los radicales librés (por lo que tiene más beneficios que el picolinato de cromo), pero su estructura es más inestable y debe ser ingerido en ayunas. Por eso, te recomiendo que si utilizas algún suplemento, vayas a por el picolinato de cromo.

Las dosis recomendadas son entre 200-300 mcg. ½ hora antes del desayuno.

- **Yohimbina**

La yohimbina es un compuesto de origen vegetal. Fue uno de los tratamientos orales pioneros para la disfunción eréctil. Es un derivado de un alcaloide extraído de plantas (*Rauwolfia Serpentina*) y de la corteza de árboles de la familia *Rubaceae*.

Se utiliza en la actualidad principalmente para bajar de peso. Aparte, la yohimbina es un eficaz supresor del apetito. Desde un punto de vista más científico, la yohimbina actúa bloqueando la alfa-adrenoreceptor. Hay una serie de mecanismos de retroalimentación que impiden la liberación de norepinefrina. Cuando se libera, estimula tanto el alfa como el beta adrenoreceptor. La estimulación de la versión beta de adrenoreceptores causa la ruptura de la grasa, al tiempo que la estimulación de los alfa adrenoreceptores tiene el efecto contrario: la prevención de la liberación de NE y de la lipólisis.

La yohimbina impide este mecanismo de retroalimentación negativa, lo que aumenta la liberación y la lipólisis NE. Hay una serie de razones por las cuales la inhibición de alfa (2) es especialmente útil.

La grasa acumulada en áreas de la zona abdominal -por lo general en hombres- y en los glúteos -en las mujeres- contiene una mayor proporción de alfa (2) receptores, **haciendo la yohimbina especialmente eficaz en estas áreas.** Por otra parte, el alfa (2) aumenta el flujo de sangre en el tejido adiposo e impide que la grasa se mantenga en la zona.

Los efectos secundarios más comunes son aumento de la frecuencia cardiaca y presión arterial, además de nerviosismo durante tiempo prolongado. Está contraindicada en pacientes hipertensos e hipotensos.

Yo no soy partidario de utilizar sustancias que alteren nuestro sistema nervioso y presión arterial, como la yohimbina y la efedrina. Es tanto así que en Alemania, EEUU y España está prohibido su uso.

Así que no te la juegues, ya que no te hace falta poner en riesgo tu salud. Si sigues la estrategia de pérdida de grasa a través de la alimentación, entrenamiento y suplementación que te he descrito anteriormente, lo vas a conseguir.

+ **Salud articular**

Cuando lleves ya un tiempo entrenando, si has sobrecargado las articulaciones con un peso excesivo **durante mucho tiempo** o con ejercicio cardiovascular de impacto **como correr** (algo que no debería ocurrir con las descargas, descansos, recorridos completos y ejercicio cardiovascular sin impacto como natación, bicicleta, elíptica…) notarás que te duelen sobre todo los codos y/o las rodillas.

Una vez que aparecen estas tendinitis, en la mayoría de los casos es difícil que desaparezcan, ya que aunque se descanse un tiempo de entrenar, cuando uno vuelve al entreno suelen resurgir rápidamente.

Cómo detectarla: vas a notar que al realizar tu entrenamiento o presionar sobre el tendón, sientes dolor. Dependiendo de la gravedad de dicha tendinitis, el dolor será más intenso, sobre todo los días posteriores al entrenamiento.

Si es tu caso porque hayas "hecho el burro" mucho tiempo, estos consejos pueden ayudarte a mejorar y a entrenar duramente sin molestias (siempre y cuando tu doctor no te haya prohibido el entrenamiento y la causa sea una tendinitis):

1. Añade a tu ingesta diaria suplementación de sulfato de glucosamina y MSM. Este último puedes encontrarlo en cualquier tienda de suplementación deportiva. El primero lo encuentras en España en farmacias con el nombre comercial de Xicyl.

   Uno de los problemas con estos suplementos es que suelen tardar entre 4-6 semanas en empezar a funcionar. En ese sentido, si dichos suplementos no te han funcionado tras 4-6 semanas, no van a funcionar, así que puedes dejar de tomarlos.

   La dosificación para la glucosamina y la condroitina está en el rango de 1,5 gr./día de cada uno; el MSM se suele añadir en la cantidad de 1,5 gramos también. Además, la papaína y la bromelina -enzimas que se encuentran en la piña cruda- han demostrado tener efectos beneficiosos, probablemente mediante el control de la inflamación.

   El ingerir ácidos grasos insaturados Omega 3 (pescado azul, frutos secos o a través de los suplementos) puede ayudar a controlar la inflamación. Esta es otra razón más para asegurar una ingesta adecuada de aceite de pescado en tu dieta diaria.

2. Cuando entrenes, siempre haz una rutina de estiramientos para que una falta de flexibilidad no repercuta en la sobrecarga de las articulaciones.

3. Tras la rutina de estiramientos, haz 5 minutos de bicicleta elíptica. Es mi aparato preferido de calentamiento, ya que calientas y mueves tanto las rodillas como los codos. Una vez finalizada la elíptica, haz 2-3 series a 20 repeticiones con un peso liviano (un press de banca, unas sentadillas) dependiendo del músculo que vayas a entrenar.

4. Siempre, siempre, siempre, recorridos completos, ya que es uno de los principales motivos por el que empiezan las lesiones: por cargar demasiado peso a la barra y bajar muy poco, recayendo todo el peso y sobrecarga en la articulación. Los que dicen que si bajas más de la paralela en las sentadillas sobrecargas la articulación, se equivocan. Es justo al revés: la tensión se reparte entre glúteos, isquiotibiales, cuádriceps y lumbares, y la articulación recibe mucho menos impacto; lo que en realidad ocurre es que el ejercicio supone un esfuerzo mayor y muchas personas son vagas para entrenar. Es la "excusa fácil".

5. En tus series pesadas véndate las rodillas o codos. Aliviará mucho la tensión en la zona y a las semanas suele reducir considerablemente la lesión. Hay cierto debate sobre si son buenas las vendas, ya que se alega que debilitan los tendones y articulaciones. Hay parte de razón en esto, pero si sólo las utilizas en las series pesadas no tendrás ningún problema con ello y en 2-3 semanas verás que mejora rápidamente tu lesión.

6. Si corres, ya sea en cinta o en la calle (ya sabes lo en contra que estoy del ejercicio de impacto porque es lesivo), asegúrate de que llevas las zapatillas correctas para tu tipo de pisada. Hazte una prueba en un podólogo, pídele que te fabrique unas buenas plantillas personalizadas y usa tu zapatilla deportiva correcta. Sumado a la técnica adecuada de carrera, en pocas semanas debería desaparecer tu lesión.

7. Si practicas cualquier deporte exceptuando pesas, o lo haces livianamente y la lesión ha derivado de eso, el fortalecer la zona de los cuádriceps sobre todo te ayudará, al igual que hacer extensiones de piernas un par de veces en semana como mínimo.

Un ciclista o un *runner* debe y es imprescindible que entrene al menos una vez en semana con pesas, para fortalecer toda la musculatura de todo el cuerpo y prevenir lesiones, evitando que la carga sea recibida exclusivamente por la articulación.

8. Aplicar frío tras la sesión de entrenamiento previene la inflamación, al igual que aplicar calor antes del entrenamiento. Hay cremas especiales para ello; pero sobre todo, como he comentado anteriormente, realiza un buen calentamiento sobre la articulación.

9. Todos los profesionales de la salud recomiendan mucho los ultrasonidos para dicha lesión, pero en la práctica, no conozco ningún caso que haya ayudado a remitir y a hacer desaparecer la lesión. Aún así, puede que te funcione; prueba a darte unas sesiones y no lo descartes.

10. En cuanto empieces a sentir molestias, lo primero que debes hacer es ir a tu médico **para que te** haga las pruebas pertinentes. Así sabrás lo que es antes de aplicar este protocolo.

✦ Protocolo de suplementación para ganancia de músculo y pérdida de grasa

Lo primero que quiero que grabes en tu mente y lo tengas muy presente, es que **los suplementos no son la panacea, ni van a marcar una diferencia significativa en tu físico. Si pudiéramos expresarlo en porcentaje, no van a suponer más de un 10-15% de los resultados finales.**

- ¿Que es una forma cómoda de añadir calorías? Sí.
- ¿Que en momentos puntuales -como el entreno- nos ayuda a poder entrenar un poco más duro y a recuperarnos mejor de los entrenos? Sí.
- ¿Que podemos asegurarnos de que no tengamos ninguna carencia vitamínica y mineral? Sí.

Ahora, también:

¿Te podrás poner fuerte o perder grasa sin suplementos? Rotundamente SÍ. Desde que se empezaron a levantar pesas y antes de existir los suplementos, había personas con grandes masas musculares y bajos porcentajes de grasa corporal.

- ¿Puedo ahorrarme el entrenar duro? Rotundamente no.
- ¿Puedo ahorrarme el llevar un tipo de alimentación adaptado a mis objetivos? Rotundamente no.

Los suplementos son sólo eso: un suplemento a un buen trabajo de entrenamiento y alimentación que junto con el tiempo nos ayudará a poder entrenar un poco más duro, recuperarnos mejor, añadir calorías extra para ganar músculo (como las proteínas o hidratos en el caso del glucógeno muscular) y/o acelerar un poco la quema de grasas.

No confíes en ellos para tus resultados. Si se te acaba tu proteína de suero, tu ciclodextrina o tu creatina, vas a progresar, no te eches las manos a la cabeza como si se hubiera acabado el mundo. Puedes seguir añadiendo peso a la barra y creando músculo; o si deseas perder grasa, seguirán siendo tu dieta y entrenamiento cardiovascular efectivos para, semana a semana, terminar de perder la grasa que queda.

Suplementación para ganar músculo con presupuestos ajustados

- **Vitamina C:** 1 gramo en el desayuno, 0,5 gramos en el pre-entreno y 1 gramo por la tarde.
- **Omega 3:** 3 gramos en la cena si no ingieres dicha grasa a través de la dieta (pescado azul, frutos secos, aceites...)
- *Greens*: complejo vitamínico procedente de frutas y verduras, 7,5 gramos por la mañana.
- **Preentreno** (60 minutos antes): 35-45 gr. de proteína de aislado de suero con 35-45 gramos de amilopectina (almidón de maíz ceroso). Variará según tu peso y metabolismo; calcúlalo respecto a tus calorías totales.
- **Post-entreno:** 35-45 gr. de proteína de aislado de suero con 35-45 gramos de amilopectina (almidón de maíz ceroso) más 5 gramos de creatina monohidrato.

Con esto, conseguiremos que una vez que estemos entrenando tengamos nuestros depósitos de glucógeno altos, mejorando el rendimiento. Tendremos aminoácidos circulando por nuestro torrente sanguíneo, para ser transportados a las fibras musculares que estamos trabajando mientras el glucógeno se va perdiendo. Además, gracias a la ingesta de hidratos de carbono ayudaremos a que no se eleven tanto los niveles de cortisol, manteniendo los niveles de glucosa plasmáticos y la hormona de crecimiento.

Al finalizar el entreno, repetiremos el proceso pero añadiendo creatina monohidratada (se ha demostrado que la creatina funciona mejor como post-entrenamiento y no como pre-entrenamiento, ya que las reservas de fosfocreatina que se utilizan son las de días anteriores y no la que ingieres ese día).

Con los Omega 3, nos aseguraremos de mantener altos nuestros niveles de testosterona, para tener la fuerza suficiente y poder sintetizar proteína y quemar grasa.

A través de la vitamina C pre-entreno, mantendremos a raya el cortisol (esa hormona catabólica y destructora de músculo que se produce, además de en otras situaciones, en el entrenamiento). También vas a notar que te recuperas antes de los entrenos con ella, al mantener a raya los radicales libres.

La creatina, que ya la conoces de sobra: repondremos los niveles musculares y hepáticos de fosfocreatina, que es la principal fuente energética que interviene en nuestros entrenamientos con pesas en el rango de repeticiones de hipertrofia funcional y total.

Los batidos van con agua, y el batido pre-entreno puedes mezclarlo con la vitamina C.

Hay estudios que indican que no es necesario provocar un pico insulínico para optimizar la entrada de nutrientes y la recuperación post-entrenamiento. Se producen mejores resultados con una mezcla de proteínas como la de la leche, al ser de liberación secuencial. Yo llevo años utilizando la adición de leche en atletas con excelentes resultados, por lo que puedes añadirla sin problemas en este momento post-entreno, o si quieres ser conservador, puedes seguir haciéndolo con agua.

⚜ Suplementación para ganar músculo con presupuestos holgados

- **Vitamina C:** 1 gramo en el desayuno y 1 gramo por la tarde.
- **Omega 3:** 3 gramos en la cena si no ingieres dicha grasa a través de la dieta (pescado azul, frutos secos, aceites...)
- *Greens*: complejo vitamínico procedente de frutas y verduras, 7,5 gramos por la mañana.
- **Perientreno:** mezcla en una botella de 1 y ½ litro 10 péptidos de glutamina, 20 gramos de hidrolizado de suero, 50-90 gramos de ciclodextrina, 5 gramos de creatina, 1 g. de bicarbonato sódico y 0,5 gramos de vitamina C.

El perientreno es el período de tiempo que conforma el preentreno, el entrenamiento y el postentrenamiento. Bebe 500 ml. de tu mezcla perientreno 30 minutos antes del comienzo de la actividad, otro ½ litro durante y ½ litro después.

Como verás, se ha añadido 1g. de bicarbonato sódico, que junto con la vitamina C ayudará a amortiguar el entorno ácido que se produce en el entrenamiento por la descompensación de los protones de hidrógeno en la glucólisis, para intentar estar mayoritariamente en un entorno alcalino. Se ha comprobado que el entorno ácido es parte de la influencia de la fatiga muscular y la imposibilidad de la contracción muscular, debido a la bajada del pH que provoca.

Sólo un apunte: si eres un competidor de *fitness*, culturismo, modelo y estás unos días cercano a una competencia o evento, puedes suprimir el bicarbonato sódico para reducir temporalmente la retención hídrica. Si no es tu caso, sólo incluye unos 250mg. de sodio; tu aldosterona a los pocos días se regulará a la baja y no retendrás agua. La aldosterona es la hormona que se encarga de la retención de agua en el cuerpo.

La ciclodextrina son moléculas de azúcar provenientes del almidón (es como si fuera una amilopectina, pero es más rápido su proceso digestivo: está en el torrente sanguíneo en forma de glucosa para utilizarla en pocos minutos). Lo mismo el hidrolizado de suero (puedes encontrarlo con el nombre comercial Peptopro) que son di y tripéptidos de proteína, moléculas muy pequeñas que no requieren de digestión en el cuerpo. Son absorbidas muy rápido, descomponiéndose en aminóacidos que reparan y hacen crecer las fibras musculares trabajadas durante y tras el entrenamiento.

⊹ Suplementación para pérdida de grasa

- **Vitamina C:** 1 gramo en el desayuno, 0,5 gramos en el pre-entreno y 1 gramo por la tarde.
- **Omega 3:** 3 gramos en la cena si no ingieres dicha grasa a través de la dieta (pescado azul, frutos secos, aceites...)
- *Greens*: complejo vitamínico procedente de frutas y verduras, 7,5 gramos por la mañana.
- **Preentreno** (30 minutos antes): 200-1000 mcg. de picolinato de cromo, 300mcg. de extracto de té verde con 200 mg. de cafeína. Variará según tu peso y metabolismo; calcúlalo respecto a tus calorías totales.

La vitamina C te va a ayudar a mantener el cortisol a raya y a dejar que tus niveles de leptina -la hormona que manda la orden de quemar grasa en el cuerpo- esté en los niveles óptimos.

El Omega 3 ayudará a la movilización de las grasas, y el picolinato de cromo a no necesitar tantas cantidades de insulina para asimilar los hidratos de carbono, además de que reducirá el apetito.

Por último, el extracto de té verde con cafeína te ayudará a la termogénesis del cuerpo: que tu actividad durante el entrenamiento produzca un número superior de calorías quemadas.

Si tienes problemas para manejar la cafeína puedes suprimirla, sobre todo si entrenas cerca de la hora de acostarte y notas que te produce insomnio.

Toda esta suplementación es opcional y es sólo una pequeña ayuda. Con la estrategia de alimentación y entrenamiento que te he enseñado en lecciones anteriores, vas a poder tener el porcentaje de grasa corporal óptimo en un período corto de tiempo.

15. NO QUIERO TOMAR SUPLEMENTOS ¿QUÉ HAGO EN EL PERIENTRENO?

Si eres de las personas que no quiere tomar suplementos porque piensa que es una sustancia nociva para el cuerpo (tengo clientes que no quieren tomarlos porque piensan, supongo que debido a los mitos que circulan por la sociedad y la obsoleta comunidad médica, que dañan el hígado, el riñón o que le echan "hormonas") con que ingieras algo de proteína e hidratos de carbono antes y después del entrenamiento tendrás energía y proteína suficientes, tanto para entrenar como para recomponer esas fibras musculares dañadas durante el entrenamiento.

Una persona que desea ganar músculo o perder grasa podría ingerir:

1. 2 horas antes de entrenar, una tortilla con pan de centeno o espelta.
2. Atún al natural también con pan de centeno o un poco de arroz o pasta.
3. Copos de avena con leche desnatada o queso fresco batido desnatado o queso quark.

Las posibilidades son infinitas.

Para después del entreno exactamente igual, pero puedes utilizar como fuente de hidratos de carbono unas patatas, cuyo índice glucémico es más alto, para generar una glucemia un poco superior y aprovechar la ventana anabólica.

La diferencia entre una persona que desea ganar músculo y otra que quiere perder grasa, está en el resto de calorías a ingerir durante el día. La persona que quiera bajar grasa ingerirá menos calorías procedentes de los hidratos de carbono e hidratos totales diarios, pero alrededor del entreno debe añadir proteína e hidratos de carbono, en los que variarán las cantidades.

Lo que no debes ingerir -tanto si estás entrenando para ganar músculo como para perder grasa- es grasa antes y después del entreno. Al circular niveles más altos de insulina, sobre todo en el post-entreno, debido a los carbohidratos de alto índice glucémico que ingeriremos como la patata o arroz -para reponer antes el glucógeno muscular y aminóacidos que regeneren esas fibras musculares trabajadas durante el entrenamiento- la grasa también sería transportada rápidamente y se almacenaría como reserva energética (como grasa) en el cuerpo.

✓ **Clave 40**: Si no quieres utilizar suplementos deportivos, tanto antes como después del entreno debes ingerir -procedente de la comida- una proteína completa e hidratos de carbono de moderado/alto índice glucémico. Si estás perdiendo grasa, tienes que reducir o suprimir los hidratos de carbono el resto del día, dependiendo de tus necesidades calóricas.

16. EL DESCANSO

¡Dormir es tan importante como la dieta y el ejercicio! La mayoría de las personas obviamos la grandísima importancia que tiene el descanso para poder realizar nuestra vida diaria, manteniendo el rendimiento deportivo y la salud. Es una causa importante para no conseguir el desarrollo muscular que deseamos o las marcas deportivas que nos hagan llegar a nuestra mejor versión como atleta.

Las hormonas que mayor incidencia tienen en el descanso son:

- **La insulina**

  La falta de sueño reduce la sensibilidad insulínica y la tolerancia a la glucosa. Incluso una pérdida menor de sueño puede tener este efecto, pero desaparece en cuanto vuelves a dormir lo suficiente.

- **Los andrógenos: las hormonas constructoras de músculo**

  Una noche en la que no durmamos lo suficiente, puede reducir nuestros niveles de testosterona en un 30% (no te preocupes, porque con un par de noches que duermas bien vuelven a recuperarse). Y ya sabes lo importante que es la testosterona para poder entrenar duro en el gimnasio y sintetizar la proteína.

- **El cortisol: la hormona del *stress*, destructora de músculo**

  Normalmente el cortisol se encuentra elevado por la mañana y desciende por la tarde. Si no se duerme lo suficiente, ese descenso se desequilibra y da como resultado una mayor secreción de cortisol durante el día. Los estudios más recientes que han medido la secreción de cortisol durante 24 horas hallaron un aumento, algunos de hasta el 50%, tras 4 horas de privación del sueño durante toda una semana en hombres sanos.

✓ **Clave 41**: Si no duermes lo suficiente, tu tolerancia a la glucosa empeorará, tu testosterona disminuirá y tu cortisol aumentará, haciendo que no puedas crear músculo y que acumules más grasa.

En referencia al agotamiento físico, una rutina de entrenamiento sin el descanso adecuado no sólo hará que no consigas progresar, sino que sobreentrenes y cada vez estés más agotado físicamente, sintiendo una tortura física y mental al ver que no consigues lo que te propones y acabando lesionado.

Si tienes falta de tiempo o insomnio, te propongo varias soluciones:

1. Si por la noche sólo puedes dormir menos de las 8 horas recomendadas por motivos laborales, familiares, etc., intenta dormir una siesta al mediodía.

2. Si no dispones de tiempo suficiente, intenta "recuperar" el fin de semana. El sueño no se "recupera", pero sí podemos recuperarnos del nivel de agotamiento por la falta de descanso durmiendo las horas adecuadas el fin de semana.

3. Intenta acostarte siempre a la misma hora: reducirás el tiempo que tardas en dormirte y acostumbrarás al cuerpo a dormir de forma automática varias horas esa noche, al menos.

4. Evita beber agua antes de acostarte.

5. No comas al menos ½ hora de acostarse o dificultará el sueño.

6. Si sufres insomnio, puedes hacerte una prueba de organización del sueño en cualquier centro para ver cuál es la causa del problema.

7. Si tienes insomnio, el estar con los músculos relajados dejando la mente en blanco aunque sea unos minutos dará una pequeña ayuda a la recuperación.

8. Suplementos naturales como melatonina o 5-HTP ayudan a regular los niveles de serotonina, consiguiendo un sueño más profundo y reparador.

17. REVISA PERIÓDICAMENTE TUS RESULTADOS

Para comprobar que vas progresando adecuadamente y no estás estancado, te recomiendo que cada 15 días hagas lo siguiente:

1. Hacerte fotos de frente, perfil y espaldas en ropa interior.
2. Tomarte medidas corporales: pecho, brazos flexionados, cintura, caderas, piernas, gemelos.
3. Pesarte.
4. Si puedes utilizar un plicómetro para medir tu porcentaje de grasa corporal será de ayuda, aunque es opcional, ya que con las fotografías y medidas vas a poder ver si estás perdiendo grasa o ganando músculo sin necesitarlo.
5. Llevar un diario de entrenamiento con los pesos que has utilizado (si eres un principiante o un intermedio, tu progreso dependerá en su mayoría de que puedas seguir añadiendo peso a los ejercicios para incrementar la intensidad)

Con un diario podrás comprobar qué es lo que mejor te funcionó en cada momento respecto a alimentación, entrenamiento, suplementación, y aplicarlo en el futuro para mejorar los resultados. **Con mis clientes yo utilizo una aplicación móvil donde se registra todo esto y más,** con gráficos de evolución, rendimiento, objetivos, desviaciones… A día de hoy, además de la que yo utilizo de forma privada con mis clientes, hay varias redes sociales por Internet dedicadas al deporte donde puedes darte de alta y llevar este registro.

También, puedes utilizar un documento u hoja de cálculo para cada día **donde apuntes lo** siguiente (las medidas cada 15 días, al igual que el peso):

Altura	180
Peso	86
Porcentaje de grasa	10%
Brazo flexionado	46 cm

Contorno de pecho	125 cm
Cintura	80 cm
Cuádriceps	68 cm
Gemelos	42 cm
Objetivo a corto plazo	Ganar 1 kg. de masa muscular para el 01 de junio
Objetivo a medio plazo	Ganar 3 kg de masa muscular para el 01 de enero
Objetivo a largo plazo	Conseguir estar en 90kg a un 10% de grasa corporal

Desayuno	
Huevos	6
Nueces	20
Té verde + 1 gr. vitamina C + 1 Alphamen	
Media mañana	
Queso cottage	200
Aguacate	1
Pre-entreno (30 minutos antes)	
Aislado de suero	35
35 gr. Amilopectina + 1gr. Vit. C	35
Post-entreno	
Aislado de suero	35
50 gr. Amilopectina + 5gr.	50

Creatina	

Leche desnatada	500
Almuerzo	
Lomo o solomillo de cerdo	100
Batata o arroz cocido o 280gr. Patata asada	200
Berenjenas, champiñones, pimientos rojos y verdes y cebolla al horno	200
Merienda	
Pan con Centeno de panadería mercadona	200
Mermelada light fresa/ciruela hacendado	200
1 cápsula AlphaMen	1
Cena	
Salmón	200
Verduras	200
Huevos	4
Vitamina C	1
Bebidas	4 litros de agua y 1 café con stevia antes de entrenar
Descanso	7 horas la noche anterior
Hora irse a la cama	00:15h
Hora de entrenamiento	15h

Actividad del día	Trabajo normal hasta las 14h y uso de ordenadores y teléfonos móviles hasta las 21h
Ansiedad y estrés	Ahora mismo ninguno
Digestiones	Sin pesadez y suelo tener hambre a las 2 horas, parece que asimilo bien la comida

Entrenamiento	Series	Repeticiones	Peso utilizado
Press de banca	6	8/6/4/6/4/6	100kg,110kg,120kg, 115kg, 125kg, 110kg
Remo con barra	6	8/6/4/6/4/6	100kg,110kg,120kg, 115kg, 125kg, 110kg
Press inclinado con MC	4	8-10	40kg, 2x45kg, 2x50kg
Remo sentado al cuello	4	12-15	4x50kg
Elevaciones laterales	3	12-15	3x20kg
Pájaros mancuernas	3	12-15	1x20kg, 1x22,5kg, 1x25kg

Como ves, tienes que apuntar de forma coloquial el descanso, tus sensaciones, si tienes ansiedad y estrés, los pesos que has utilizado ese día… **todo eso influye en tu rendimiento y debes tenerlo en cuenta.** Muchos clientes, sólo con limitar el uso del teléfono móvil antes de acostarse han conseguido dormir mejor, rendir más en los entrenos y progresar más, así que no descuides estos detalles que te ayudarán mucho en tu progreso.

✓ **Clave 42**: Lleva un diario para comprobar tus resultados con fotos, medidas, peso corporal y peso utilizado en los ejercicios para su revisión cada 15 días.

18. TODAS LAS CLAVES EN UNA CHULETA

✓ **Clave 1:** márcate objetivos realistas, 2-3 kg. de músculo por año o ½ -1 kg. de pérdida de grasa semanal. Divídelos en corto, medio y largo plazo.

✓ **Clave 2:** ten siempre presente, todos los días, cómo cambiará tu vida y tú mismo cuando consigas tu objetivo, sobre todo cuando flaquees con la dieta o el entreno.

✓ **Clave 3:** Sin la suficiente ingesta diaria de proteínas, ¡no importa qué hagas!, el cuerpo no podrá crear músculo. **Consume entre 2-3 gramos de proteína por kilo de peso muscular si eres hombre y 1,8 gramos si eres mujer.**

✓ **Clave 4:** debes rotar diariamente el mismo alimento categorizado como proteína, hidrato de carbono o grasa para evitar alergias, ingiriendo como máximo 2 veces al día la misma fuente.

✓ **Clave 5:** Debemos ingerir la cantidad diaria suficiente de hidratos de carbono, para poder tener energía para entrenar duramente y que el cuerpo pueda utilizar la proteína para crear músculo.

✓ **Clave 6:** Hay que escoger hidratos de carbono de índice glucémico por debajo de 55, para que no ganemos grasa y tengamos energía todo el día.

✓ **Clave 7:** Si estamos interesados en perder grasa corporal e ingerimos pocos hidratos de carbono, debemos ingerirlos en la comida/bebida antes y después del entrenamiento.

✓ **Clave 8:** Si no ingerimos ácidos grasos esenciales de forma diaria, nuestro cuerpo no podrá crear músculo ni quemar grasa. Es un error no ingerir grasa, tanto por salud como para nuestros objetivos de ganar músculo o perder grasa. Come semanalmente pescado azul, nueces, almendras y aceite de palma roja, lino o cáñamo para ello.

✓ **Clave 9:** Debemos incorporar de 3 a 4 litros de agua diarios los hombres y 2 litros las mujeres para asimilar todos los alimentos que ingiramos, tener energía y no retener líquidos.

✓ **Clave 10**: Debes saber qué cantidad de alimento estás ingiriendo en cada comida, para que al finalizar el día hayas consumido las calorías y macronutrientes que te has marcado, ni más ni menos.

- ✓ **Clave 11:** Planifica la comodidad de tus comidas según tu disponibilidad para el momento en que vayas a realizarla.

- ✓ **Clave 12**: Descubre qué mesotipo eres y confecciona tu alimentación en base a ello.

- ✓ **Clave 13**: No se puede perder grasa y ganar músculo a la vez. Escoge tu primer objetivo.

- ✓ **Clave 14**: Sólo empieza a crear músculo si estás como máximo a un 11% de grasa corporal y comienza a perder grasa cuando hayas llegado a un 15%.

- ✓ **Clave 15**: No subas más de un kilo al mes de peso corporal si deseas ganar masa o tono muscular, ya que sino, la mayor parte será grasa.

- ✓ **Clave 16:** Calcula las calorías que necesitas para mantenerte y súbelas para ganar músculo o bájalas para perder grasa con un máximo de un +-15-20%.

- ✓ **Clave 17:** Incluye un día de realimentación completo durante la semana o 1 comida semanal para evitar que tu organismo detenga la quema de grasa.

- ✓ **Clave 18**: Debes contar como calorías totales ingeridas al día el azúcar, las salsas, las bebidas calóricas y los aceites.

- ✓ **Clave 19**: El cortisol destruye músculo y evita la pérdida de grasa. Se eleva con el estrés y la ansiedad. Así que intenta mantenerlo al mínimo.

- ✓ **Clave 20**: Si cada semana no entrenas con mayor intensidad que la anterior, no progresarás.

- ✓ **Clave 21**: Los principiantes e intermedios cumplirán sus objetivos de intensidad necesaria del entrenamiento para crear músculo si añaden periódicamente peso en sus ejercicios.

- ✓ **Clave 22:** En un entrenamiento de pesas, para que sea efectivo, no debes descansar más de 2 minutos entre series y ejercicio si entrenas para fuerza, y no más de 60 segundos si entrenas para desarrollar músculo.

- ✓ **Clave 23:** Cada semana debes añadir peso a los ejercicios sin sacrificar la técnica y recorrido; sino, no crearás músculo.

- ✓ **Clave 24:** Un desarrollo pobre, muy visto sobre todo en las piernas, es no hacer recorridos completos por querer añadir demasiado peso. Debes hacer todos los ejercicios con recorridos completos si quieres crear músculo.

- ✓ **Clave 25**: Tienes que estar concentrado en realizar cada repetición en cada entreno correctamente para progresar, apretando en la fase de contracción del movimiento.

✓ **Clave 26**: Tienes que acabar con la máxima congestión muscular tras el entreno. Si es necesario, utiliza todas las técnicas de intensidad que conozcas.

✓ **Clave 27**: Debes cambiar tu forma de entrenar y rutina cada 4-6 semanas para seguir progresando.

✓ **Clave 28**: Para las máximas ganancias musculares, hay que subir la barra tan rápido como sea posible y bajarla lo más lentamente posible. Una frecuencia de 1 segundo para la subida y 2 para la bajada, en la mayoría de los ejercicios es un buen *tempo*.

✓ **Clave 29**: Si deseamos incrementar la masa muscular, debemos pasar ciertos períodos del año haciendo entrenos de fuerza para ganar densidad, dureza y aumentar nuestros progresos cuando entrenemos hipertrofia.

✓ **Clave 31**: No importa tanto el esquema de series y repeticiones que utilices, sino que desde la primera serie utilices todo el peso que puedas. Los principiantes deben ir al fallo muscular en las 2 últimas series de cada ejercicio y los intermedios y avanzados, en la última serie de cada ejercicio. Haz 2 series de calentamiento antes de tu primera serie efectiva de trabajo.

✓ **Clave 32**: Si eres un hombre que desea ganar masa muscular, la mayor parte de tu entrenamiento tiene que estar compuesto por ejercicios libres multiarticulares. Si eres una mujer que desea ganar tono muscular o perder grasa, utiliza básicos como sentadillas, estocadas y prensa, junto con máquinas para tren superior y glúteos con poleas.

✓ **Clave 33**: Si entrenamos varias veces por semana un músculo, el volumen de entrenamiento debe ser bajo. Si entrenamos 2 veces por semana, tenemos que dividir el volumen por entreno entre 2.

✓ **Clave 34**: Tenemos que estructurar nuestro sistema anual de entrenamiento en bloques de 4 semanas, donde haya una semana de base, otra efectiva, otra de choque y una última de descarga, para optimizar ganancias y dar tiempo al cuerpo a recuperarse para el siguiente bloque.

✓ **Clave 35**: Si ya no eres un principiante y eres incapaz de aumentar los pesos en los ejercicios, puedes utilizar técnicas de intensidad para seguir progresando.

✓ **Clave 36**: Si encuentras un buen compañero de entrenamiento, te ayudará a progresar más rápido.

✓ **Clave 37**: En fase de creación de músculo, realiza 3 veces por semana 30 minutos de ejercicio cardiovascular. En épocas de definición, un mínimo de 3 sesiones semanales entre 45-60 minutos, tras el entrenamiento con pesas o en otro momento del día, pero nunca antes para no agotar el glucógeno muscular y tener energía para el entrenamiento con pesas.

- ✓ **Clave 38**: El entrenamiento cardiovascular en ayunas no quema más grasa corporal que en otro momento del día, así que puedes evitarte los madrugones.

- ✓ **Clave 39**: Los suplementos no son mágicos ni debes confiar en ellos para marcar una diferencia. No te van a ahorrar el hacer un plan alimenticio, ni el entrenar todos los días duramente.

- ✓ **Clave 40**: Si no quieres utilizar suplementos deportivos, tanto antes como después del entreno debes ingerir -procedente de la comida- una proteína completa e hidratos de carbono de moderado/alto índice glucémico. Si estás perdiendo grasa, tienes que reducir o suprimir los hidratos de carbono el resto del día, dependiendo de tus necesidades calóricas.

19. EJEMPLOS PRÁCTICOS

Te voy a mostrar algunos ejemplos prácticos para que sepas cómo poner en práctica todo lo aprendido hasta ahora y que puedas confeccionarte tus entrenamientos, planes de alimentación y suplementación deportiva modificándolos siempre que quieras, para seguir progresando durante años.

NO se te ocurra copiarlos y hacerlos al pie de la letra, ya que el objetivo de este libro es justo lo contrario: que tú puedas diseñar las rutinas de entrenamiento y alimentación para que funcionen para ti. Si los copiaras, habrías perdido todo tu tiempo leyendo este libro y sería lo mismo que si hicieras la rutina de tu amigo o amiga, que no te iba a dar resultado.

Recuerda que para que funcionen un entrenamiento y un plan alimenticio, tienen que estar totalmente personalizados a ti y tus objetivos. Así que utiliza estos sólo como guía para poder confeccionarte los tuyos propios.

Antes de empezar, tienes que tener en cuenta que para pasar de peso en crudo a cocido:

- **Cereales, pasta y arroz: x 3 (debes multiplicar el peso en crudo por 3)**

- **Legumbres: x 2 (debes multiplicar el peso en crudo por 2)**

Cuando veas referenciado en cualquier libro o web, una guarnición son 150 gramos (verduras y legumbres). Para la pasta y arroz en crudo, el equivalente a una ración son unos 60-80 gramos. **Para que estés sano, debes ingerir unos 25 gramos de fibra soluble al día**, por lo que no te olvides de incluirla (con algo de verdura, fruta y alimentos integrales llegarás sin ningún tipo de problema). Recuerda también que la fibra tiene el valor energético de 2 calorías por gramo, a diferencia de los hidratos de carbono, que tienen 4 calorías.

-Hombre de 85kg que desea aumentar su masa muscular

Vamos a empezar con un ejemplo para calcular un plan de alimentación, suplementación y entrenamiento para una persona cuyo objetivo es aumentar su masa muscular, con una disponibilidad de 1 y ½ hs 5 días a la semana, un metabolismo de endomorfo, 85 kilogramos de peso corporal, 32 años de edad, 180 cm. de altura y un 11% de porcentaje de grasa corporal.

Como nuestras sesiones van a ser de entrenamiento cardiovascular de baja intensidad y de entrenamiento con pesas, podemos partir de una estimación. Si vas a hacer entrenamientos cardiovasculares de *running*, ciclismo u otro deporte de resistencia con cambios de ritmo y diferentes volúmenes de entrenamiento cada día, tienes que tener en cuenta que no todos los días vas a necesitar las mismas calorías; podría haber diferencias de cientos de calorías entre los entrenamientos y sería buena idea que te hicieras una prueba de calorimetría indirecta.

Si no es tu caso, puedes utilizar este método que te propongo como punto de partida.

1. Cálculo del BMR y de las calorías que necesitamos

BMR = 66 + (13.7 x peso magro en kg) + (5 x altura en cm) - (6.8 x edad)	
Peso magro = Peso * (100 - % grasa corporal)/100	
% Grasa corporal actual	11,00
Peso actual (kg)	85,00
Peso magro	75,65
BMR	1784,81
Factor de actividad (1.4) Calorías de mantenimiento	2499,00
Ganancia significativa de músculo con algo de grasa x 1.2	2999,00

Lo primero que hemos hecho es calcular el metabolismo basal (BMR) con la fórmula que vimos anteriormente, con los datos de que disponemos: porcentaje de grasa corporal, altura, edad y peso magro en kilogramos.

El BMR lo multiplicamos por 1.4 para saber cuántas calorías esta persona necesita consumir para mantener su peso con una actividad física moderada.

Si queremos ganar músculo pero sin aumentar demasiado la grasa, multiplicamos el resultado de 2499 calorías de mantenimiento por 1.2, resultando las 3000 calorías que se necesitan ingerir para ganar músculo (recuerda que si ingieres más, sólo ganarás grasa extra y no más músculo)

Si quieres ahorrarte el cálculo final, puedes sumar 400 calorías extra como punto de partida a las de mantenimiento.

2. Distribución de los macronutrientes

Vamos a redondear en 3000 calorías, para facilitar los cálculos de los macronutrientes de un día de entrenamiento.

	Calorías	Proteínas	Hidratos	Grasas
Gramos		226,95	261,53	116,23
Calorías	3.000,00	907,80	1.046,10	1.046,10
Gramos/kg		3,00	3,08	1,37
% macros		30,26	34,87	34,87

El primer paso realizado es saber cuántos gramos totales y de calorías de proteína tenemos que ingerir en nuestra dieta (como sabemos que tenemos que ingerir entre 2,5-3 gramos para aumentar nuestra musculatura, es fácil):

Gramos de proteína a ingerir = 2,95 x 75,65 kg. de peso magro que calculamos anteriormente = 226,95 gramos totales diarios de proteína.

Ahora, sólo tenemos que multiplicar por 4 el valor anterior para obtener las calorías que tenemos que ingerir procedentes de las proteínas. Recuerda que los hidratos de carbono tienen también 4 calorías de valor energético por cada gramo y la grasa, 9 gramos.

Calorías procedentes de las proteínas diarias a ingerir = 226,95 gr. x 4 = 907,8 calorías.

Ahora sólo nos queda calcular las grasas y los hidratos de carbono. Los días de entrenamiento es buena idea repartirlos a partes iguales, y los días de no entrenamiento -o de ejercicio cardiovascular de baja intensidad- reducir el superávit calórico en unas 250 calorías, dejando un 20% a los hidratos de carbono tras quitar la parte asignada para las proteínas, y el 80% restante para las grasas.

Recuerda que el quitar grasa de la dieta hace que no pueda producirse la testosterona que se sintetiza a través del colesterol. Así, **debes mantener la grasa por encima del 15% del aporte calórico diario total. Si la mantienes en torno a un 30% incrementará tus niveles de testosterona. Si no ingieres grasa, no podrás crear músculo.**

Siguiendo con nuestro sistema, calcularemos primero las calorías que nos queda distribuir entre hidratos de carbono y grasas a partes iguales, tras haber ya calculado las 907,8 calorías de la proteína.

Calorías para los hidratos de carbono y grasas diarias = 3000 – 907,8 = 2092,2 calorías

Si lo dividimos por 2, nos da las calorías de los hidratos y grasas a aportar por separado, que son 1046,2 calorías. Para sacar los gramos de hidratos de carbono a consumir, dividiremos por 4 y para las grasas por 9, completando la tabla. Los porcentajes sólo tenemos que calcularlos respecto a las calorías totales y de cada macronutriente.

2. Distribución de las calorías y macronutrientes en las diferentes comidas

Una comida completa te va a mantener en estado anabólico durante 5-6 horas, así que puedes ganar músculo comiendo 3-4-5-6 veces o las que más cómodo te resulte.

En esta parte vas a ver que no vas a poder cuadrar exactamente las 3000 calorías y el resto de los macronutrientes al milímetro. No te vuelvas loco. No importa si te salen 2950 calorías ó 2,9 gramos por kilo de peso corporal de proteína. Permítete un margen de un 5% de error.

Para saber cuántas calorías y macronutrientes tiene cada alimento, puedes utilizar multitud de aplicaciones móviles como las que te detallé anteriormente. Si lo haces a través de una hoja de cálculo, simplemente vas a tener que hacer una regla de 3: si vas a ingerir 150 gramos de pollo donde 100 gramos tienen 25 gramos de proteína, 150 gramos de pollo tendrán 37,5 gramos. Haz lo mismo para las calorías, hidratos y grasas. Puedes hacerlo tú a mano o con una hoja de cálculo, o bien te lo hará automáticamente cualquier aplicación móvil.

Este sería el resultado de la distribución que hemos calculado para un día de entrenamiento (recuerda que en los días de entrenamiento ingeriremos menos calorías, subiremos las grasas y bajaremos los hidratos)

Ten en cuenta las etiquetas de los alimentos y si estos tienen fibra, deberás en lugar de multiplicar por 4 -como se hace con las grasas y proteínas para obtener las calorías- multiplicarlos por 2, ya que 1 gramo de fibra equivale a 2 calorías.

Cantidad (gr)	Alimento	Calorías	Proteínas	Hidratos	Grasas
Nada más levantarse					
15	Greens Total Plus	66	3	7	3
1	Vitamina C				
Desayuno					

100	Pan de centeno Rivercote Lidl	204	6	36	2
225	Pechuga de Pavo en lonchas bajo en sal	178	39	3	1
50	Pepino	7	0	1	0
20	Lechuga Iceberg	3	0	1	0
100	Piña natural	46	0	11	0
Media mañana (120 minutos antes del entreno)					
6	Tortilla a la francesa	444	38	2	30
30	Nueces o Almendras	214	5	4	20
Perientreno (0,5l 30 min. antes, 0,5l intra y 0,5l después)					
1,5l	Agua Font del Regàs				
20	Peptopro	15	3	0	0
10	Péptidos de Glutamina	40	10	0	0
5	Monohidrato de Creatina	20		5	
90	Ciclodextrina	343	0	87	0

1	Vitamina C				
Comida post-entreno (60 min. Tras el batido)					
200	Hamburguesa de pollo de corral	202	44	0	3
60	Arroz basmati en crudo (180 gr. Cocidos)	207	5	44	1
100	Espárragos trigeros	28	3	4	1
1 ración	Ensalada (Lechuga+Pepino+Zanahoria)				
Merienda					
100	Patata asada	93	2	21	0
200	Queso Quark Milsa	136	24	8	1
100	Pavo en lonchas bajo en sal	79	17	1	1
Cena					
200	Salmón	292	43	0	12
200	Verduras cocidas o a la plancha	96	6	13	1
	Lechuga	17	1	3	0
30	Aceite de palma Roja	260	0	0	28

Macronutrientes diarios	Calorías	Proteínas	Hidratos	Grasas
Gramos		251,50	251,54	101,77
Calorías	2.990,12	1.006,00	1.006,14	915,92
Gramos/kg		3,32	2,96	1,20
% macros		33,64	33,65	30,63

Como ves, yo he tenido una desviación de 10 calorías respecto a la estimación inicial, y algo insignificante en los hidratos de carbono y grasas. Así que no te preocupes por estas mínimas desviaciones.

Ahora vamos a bajar unas 300 calorías el superávit calórico, dejándolo solo para 200 calorías los días que no entrenamos, junto con una subida de las grasas y una disminución de los hidratos de carbono. Esto hará que engordemos menos, que aumente el ratio de ganancia de masa muscular y grasa, que nuestro entorno hormonal funcione mejor y evitemos que nuestro metabolismo basal se regule al alza, sin necesitar tantas calorías para seguir ganando músculo.

Cantidad	Alimento	Calorías	Proteínas	Hidratos	Grasas
Nada más levantarse					
15	Greens Total Plus	66	3	7	3
1	Vitamina C				

Desayuno (crepe proteico)					
50	Pan de centeno	102	3	18	1
2	Huevo frito sin aceite	148	13	1	10
200	Pechuga de pavo en lonchas	158	35	3	1
Media mañana (120 minutos antes del entreno)					
200	Hamburguesa de Ternera	224	43	2	6
20	Nueces o Almendras	143	3	3	13
100	Espinacas crudas	7	1	1	0
15	Aceite de palma Roja	130	0	0	14
Almuerzo					
300	Picantones	600	51	0	42
100	Menestra de verduras	48	3	6	0
1 ración	Ensalada (Lechuga+Pepino+Zanahoria)	17	1	3	0
100	Piña natural	46	0	11	0

Merienda					
4	Tortilla a la francesa	296	25	2	20
Cena					
250	Trucha	338	49	0	15
200	Cebolla	96	6	13	1
100	Champiñones	21	0	2	0
100	Espárragos trigeros	28	3	4	1
15	Aceite de palma Roja	130	0	0	14

Macros	Calorías	Proteínas	Hidratos	Grasas
Gramos		240,19	74,01	126,70
Calorías	2.597,75	960,76	296,04	1.140,30
Gramos/kg		3,18	0,87	1,49
% macros		36,98	11,40	43,90

3. Rutina de entrenamiento

Vamos a confeccionar un bloque de entrenamiento de fuerza y otro de hipertrofia con objetivos de ganancia de masa muscular, haciendo un total de 8 semanas de entrenamiento, incluyendo sus descargas.

-Rutina de fuerza

Lunes	Tren inferior
Martes	Tren superior
Jueves	Tren inferior
Sábado	Tren superior
Miércoles, Viernes y Domingo	30 minutos bicicleta a 120 ppm (pulsaciones por minuto)

Lunes	Semana 1 introductoria	Semana 2 base	Semana 3 choque	Semana 4 (descarga)
A. Sentadillas frontales	7,5,3,7,5,3	5,3,2,5,3,2	4,2,4,2	4,2
B. Prensa	8,8,8	6,6,6	4,4,4	4,4
C. Sentadillas hack	3 series de 5x1 cluster	4 series de 5x1 cluster	3 series de 5x1 cluster	2 series de 5x1 cluster
D. Extensiones de piernas	6,6,6 por pierna	5,5,5 por pierna	4,4,4 por pierna	4,4 por pierna
E. Gemelos de pie en máquina	5x5	5x5	5x5	3x5

F. Gemelos sentado	4x10	4x10	4x10	3x10
Martes	**Semana 1**	**Semana 2**	**Semana 3**	**Semana 4 (descarga)**
A1. Dominadas lastradas	8,8,6,6	8,6,6,4	6,4,4	6,4
A2. Press militar con barra	8,8,6,6	8,6,6,4	6,4,4	6,4
B. Jalón al pecho con triángulo	8,8,8	6,6,6	4,4,4	4,4
C. Pres de banca inclinado con barra	8,8,8	6,6,6	4,4,4	4,4
D. Curl con barra	3 series de 5x1 cluster	4 series de 5x1 cluster	3 series de 5x1 cluster	2 series de 5x1 cluster
E. Tríceps tras nuca con barra	8,8,8	6,6,6	4,4,4	4,4
F. Encogimientos con MC	8,8,6,6	8,6,6,4	6,4,4	4,4
Jueves	**Semana 1**	**Semana 2**	**Semana 3**	**Semana 4 (descarga)**
A. Peso muerto	7,5,3,7,5,3	5,3,2,5,3,2	4,2,4,2	4,2
B. Prensa	8,8,8	6,6,6	4,4,4	4,4
C. Zancadas	8,8,8 por pierna	6,6,6 por pierna	4,4,4 por pierna	4,4 por pierna
D. Curl tumbado dos piernas	6,6,6 por pierna	5,5,5 por pierna	4,4,4 por pierna	4,4 por pierna
E. Gemelos de pie en máquina	5x5	5x5	5x5	3x5
F. Gemelos sentado	4x10	4x10	4x10	3x10
Sábado	**Semana 1**	**Semana 2**	**Semana 3**	**Semana 4 (descarga)**

A1. Remo con barra	8,8,6,6	8,6,6,4	6,4,4	6,4
A2. Press de banca	8,8,6,6	8,6,6,4	6,4,4	6,4
B. Remo con mancuerna	8,8,8 por brazo	6,6,6 por brazo	4,4,4 por brazo	4,4 por brazo
C. Elevaciones laterales/Press con mancuernas	3 series 8RM	3 series 6RM	2 series 4RM	1 serie 4RM
D. Predicador con barra	4 series 8RM	4 series 6RM	3 series 4RM	2 series 4RM
E. Press de banca cerrado	8,8,8	6,6,6	4,4,4	4,4
F. Pájaro con mancuernas	12,10,8	10,8,6	8,6,4	6,4

-Cluster 5x1: 10 segundos entre cada repetición.

-Descanso de 2 minutos entre series. Al tratarse de una rutina de fuerza, necesitamos una recuperación completa.

Como ves, para la rutina de fuerza vamos aumentando la carga cada semana hasta la semana 3, que es cuando utilizamos cargas y esfuerzos máximos en rangos de fuerza por debajo de las 5 repeticiones; en la semana 4 hacemos una descarga, reduciendo el volumen de entrenamiento.

He utilizado una división tren superior/inferior, ya que funciona muy bien para atletas naturales. Además, puedes comprobar que si sumas las repeticiones semanales por grupo muscular -dependiendo de si es un músculo grande o pequeño- se está en el rango de 60-120 repeticiones que hemos aprendido anteriormente.

-Rutina de hipertrofia de 4 semanas

División del entrenamiento	
Lunes	Pecho (press)/ Espalda (horizontal)/Hombros (vuelos)
Martes	Cuádriceps (compuesto)/Isquios (aislamiento)/Brazos
Miércoles	Abdominales
Jueves	Pectorales (aducción)/Espalda (vertical)/Hombros (press)
Viernes	Isquios (compuesto)/ Cuádriceps (aislamiento)/Brazos

Lunes	Semana 1		Semana 2 y 3		Semana 4 descarga	
	Series	Reps	Series	Reps	Series	Reps
Press de banca	6	8/6/4/6/4/6	5	8/6/4/6/4	4	8/6/4/8
Press inclinado con MC	6	8/6/4/6/4/6	5	8/6/4/6/4	4	8/6/4/8
Remo con barra	4	8-10	3	8	2	8
Remo sentado al cuello	4	12-15	3	12-15	2	12
Elevaciones laterales	3	12-15	3	10	2	10
Pájaros mancuernas	3	12-15	3	12-15	2	12
Martes	Semana 1		Semana 2 y 3		Semana 4 descarga	
	Series	Reps	Series	Reps	Series	Reps
Sentadillas	6	8/6/4/6/4/6	5	8/6/4/6/4	4	8/6/4/8

	6	8/6/4/6/4/6	5	8/6/4/6/4	4	8/6/4/8
Press de piernas	6	8/6/4/6/4/6	5	8/6/4/6/4	4	8/6/4/8
Curl tumbado	4	8-10	3	8	2	8
Curl a 1 pierna de pie	4	8-10	3	12-15	2	12
Curl Zottman	3	12-15	3	10	2	10
Tríceps con barra	3	12-15	3	12-15	2	12
Miércoles	Semana 1		Semana 2 y 3		Semana 4 descarga	
	Series	**Reps**	**Series**	**Reps**	**Series**	**Reps**
Crunch con cable arrodillado	10	10	10	10	10	10
Crunch del serrato	5	8	5	8	5	8
Crunch con pelota suiza	5	al fallo	5	al fallo	5	al fallo
Inclinaciones laterales	4	6	4	6	4	6
Jueves	Semana 1		Semana 2 y 3		Semana 4 descarga	
	Series	**Reps**	**Series**	**Reps**	**Series**	**Reps**
Aperturas con cable	6	12-15	5	10	4	10
Cruces con cable	4	8-10	3	8	2	8
Jalón al pecho	4	12-15	3	10	2	8
Jalón al pecho agarre triángulo	4	8-10	3	8	2	8

	Semana 1		Semana 2 y 3		Semana 4 descarga	
Press militar	3	6-8	3	8	2	8
Remo de pie	3	8-10	2	8	2	8

Viernes	Semana 1		Semana 2 y 3		Semana 4 descarga	
	Series	Reps	Series	Reps	Series	Reps
Sentadilla búlgara	6	8/6/4/6/4/6	5	8/6/4/6/4	4	8/6/4/8
Extensiones de piernas	6	8-10	5	10	4	8
Peso muerto rumano	4	12-15	3	10	3	8
Buenos días	4	8-10	3	8	2	8
Curl reverso	3	8-10	2	8	2	8
Press francés con mancuernas	3	6-8	3	8	2	8

-Ejercicio cardiovascular de baja intensidad 30 minutos post-entrenamiento: 3 veces en semana.

-Todas son series efectivas al máximo peso que puedas, por lo que deberás hacer un calentamiento de 2-3 series a 15-20 repeticiones con un peso liviano.

Como ves, en esta rutina de hipertrofia a más repeticiones, se va aumentando también la carga y reduciendo el volumen, llegando en la semana 3 al punto álgido y en la 4ª semana a una descarga.

-Hombre de 85kg que desea perder grasa corporal

Siguiendo con el ejemplo anterior, vamos a utilizar al mismo hombre con las mismas características, pero que en este caso desea perder grasa. Vamos a simular que tiene el porcentaje de grasa al 14% y que pesa 87 kg. (ya que si lo dejamos en un 10-11% de grasa como en el ejemplo anterior, no necesitaría bajar demasiado su porcentaje de grasa corporal)

Vas a ver un día de ejemplo de dieta en el que realiza una sesión de pesas, otro día de descanso donde bajamos un poco más las calorías y un día de realimentación que haremos cada 6-12 días para evitar la disminución del metabolismo basal y hormonal, y para poder seguir quemando grasa cuando pasen algunas semanas.

1. Cálculo del BMR y de las calorías que necesitamos

Igual que en el ejemplo anterior, calculamos su BMR y las calorías que necesita para perder grasa, que a diferencia de recién, restaremos en vez de sumarlas a las calorías de mantenimiento. Mira el ejemplo anterior si deseas saber cómo he realizado los cálculos.

Cálculo de calorías	
BMR = 66 + (13.7 x peso magro en kg) + (5 x altura en cm) - (6.8 x edad)	
Peso magro = Peso * (100 - % grasa corporal)/100	
%Grasa corporal actual	14,00
Peso actual (kg)	87,00
Peso magro	74,82
BMR	1773,43

Factor de actividad (1.4). Calorías de mantenimiento	2483,00
Perdida moderada de grasa sin pérdida de músculo	2110,55

2. Distribución de las calorías y macronutrientes en las diferentes comidas

Para la distribución de macronutrientes según tu metabolismo -como vimos en el apartado 6- en relación a los días de entrenamiento y realimentación, te recomiendo la siguiente estrategia:

Ingesta de proteína:

- Mesomorfos: 2,6 gr.-2,9 gr./kg.
- Ectomorfos: 3-3,5 gr./kg.
- Endomorfos: 3-3,3 gr./kg.

Ingesta de grasa:

- Mesomorfos: 16-23% de las calorías totales
- Ecto y endomorfos: 23-38% de las calorías totales

Ingesta de carbohidratos:

- Las calorías que no se hayan asignado a proteínas y grasas

Para estructurar los macronutrientes en tu día de realimentación, te recomiendo:

- Mantener la grasa tan baja como sea posible, ya que los niveles altos de insulina transportarían la grasa al tejido adiposo.
- Reducir la proteína a 0,5 gr./kg. de peso corporal.
- Incrementar las calorías hasta el nivel de mantenimiento y subir los carbohidratos entre el 50-100% sobre los niveles normales de la dieta. Esto te recarga de glucógeno muscular, sintiéndote los días posteriores lleno de energía, tamaño muscular y fuerza, además de que eleva tus niveles hormonales.

Como nuestro hombre tiene un metabolismo lento, vamos a utilizar un ratio de un 35% de grasas y el resto lo asignaremos a los hidratos de carbono. Los macronutrientes quedan de la siguiente forma (si no sabes cómo he realizado los cálculos en el ejemplo anterior, tienes la explicación detallada):

2110,55 cal.	Proteína	Hidratos	Grasas
Kcal.	897,84	474,02	738,69
Ratios	43%	22%	35%
Gramos	224	118,50	82
por Kg.	3,00	1,36	0,94

-**Plan de alimentación de ejemplo para un día de entrenamiento** (te recomiendo que hagas 3-4 variaciones a la semana, tanto por tu salud mental como para evitar intolerancias y alergias alimentarias e ir ciclando los alimentos):

Desayuno (10am)	Cantidad	Calorías	Proteínas	Grasas	CH
Huevos	4,00	312,00	25,16	21,20	2,24
Té					
1 gramo vitamina C					
1 cápsula AlphaMen					
Atún al natural	2 latas	97,00	21,00	1,00	1,00
Merienda (13h)					
Huevos	4,00	312,00	25,16	21,20	2,24
Vitamina C	0,50				
1 cápsula AlphaMen					
Pre-entreno (30 minutos antes, 15:30h)					
Aislado de suero	35,00	129,50	31,15	0,35	0,24
Amilopectina	35,00	123,55	0,00	0,00	30,80
Vitamina C	0,50				
Post-entreno (18h)					
Aislado de suero	35,00	129,50	31,15	0,35	0,24
Amilopectina	40,00	141,20	0,00	0,00	35,20
Creatina	5,00				
Leche desnatada	400,00	156,00	15,60	1,20	21,20
Comida post-entreno (19h)					
Lomo o solomillo de cerdo	180,00	244,80	36,97	9,74	0,00

100 gr. Batata	50,00	65,00	1,19	0,11	14,30
Cena (22h)					
Salmón	200	364	36,8	24	0
Verduras	200	46	2,6	0,4	7,6
Aceite de oliva	5	44,20	0,00	5,00	0,00
Total calorías		2164,75	226,78	84,54	115,05

Como ves, en lugar de cumplir con las 2110 calorías, yo me he desviado unas 50 calorías y en el resto de macros, unos 2 gramos. No te preocupes por estos mínimos "descuadres". Con que los macros estén dentro de este rango y este número aproximado de calorías, es un buen punto de partida para empezar. Recuerda que estamos haciendo estimaciones y tenemos que partir de algo, pero que **según tus resultados tendrás que ir modificándolo.**

En un día de descanso -o en el que hagamos sólo algo de ejercicio cardiovascular- subiremos las grasas y bajaremos los hidratos de carbono.

-Plan de alimentación para día de descanso

2110,55	**Proteína**	**Hidratos**	**Grasas**
Kcal	897,84	242,54	970,17
Ratios	43%	11%	46%
Gramos	224	61	108
por Kg.	3,00	0,70	1,24

Desayuno	Cantidad	Calorías	Proteínas	Grasas	CH
Huevos	6,00	468,00	37,74	31,80	3,36
Té					
1 gramo vitamina C					
1 cápsula AlphaMen					
Aguacate	1	160,00	2,00	14,66	8,53
Atún al natural	2 latas	97,00	21,00	1,00	1,00
Almuerzo					
Lomo o solomillo de cerdo	180,00	244,80	36,97	9,74	0,00
Verduras	200,00	96,00	6,40	0,60	12,80
Espinacas					
Merienda					
Vitamina C	0,50				
1 cápsula AlphaMen					
Aislado de suero	50,00	185,00	44,50	0,50	0,34
Leche de almendras	150,00	87,00	1,20	3,30	12,90
Nueces	9,00	64,62	0,71	6,82	1,24
Merienda II					
Pechuga de pavo	150,00	114,00	24,75	0,75	1,95
Cena					

Salmón	200,00	366,00	39,80	21,70	0,00
Verduras	200,00	96,00	6,40	0,60	12,80
Aceite de oliva	15	135,00	0,00	15,00	0,00
Total calórico		2113,42	221,47	106,47	54,92

Ahora nos queda únicamente el día de realimentación, donde subiremos las calorías hasta las de mantenimiento aproximadamente, para "resetear" la tasa metabólica basal y subir nuestros niveles hormonales. Ese día aumentaremos los niveles de hidratos de carbono y reduciremos los de proteína -entre 0,5-0,7 gramos por kilogramo de peso magro- y grasas, para cargarnos de glucógeno y fuerza.

2498	Proteína	Hidratos	Grasas
Kcal	240	2024,00	234,00
Ratios	10%	81%	9%
Gramos	60	506	26
por Kg.	0,80	5,82	0,30

Desayuno	Cantidad	Calorías	Proteínas	Grasas	CH
Pan con Centeno	160,00	340,80	13,60	1,76	67,52
Mermelada light fresa/ciruela	150,00	87,50	0,75	0,30	15,45
Zumo naranja natural	250,00	107,50	2,00	0,25	24,50

1 gramo vitamina C				
1 cápsula multivitamínico				
Media mañana				
Miel pops de Kellogs	100,00	383,33	5,00	1,00	86,67
Leche de almendras	500,00	290,00	4,00	11,00	43,00
Almuerzo				
Espaguetis cocidos	250,00	310,00	13,33	1,35	66,35
Ketchup light	100,00	55,50	0,00	0,70	9,30
Merienda				
Crema de arroz sin gluten Hero Baby	100,00	379,00	7,50	1,50	82,00
Leche de almendras	300,00	174,00	2,40	6,60	25,80
Vitamina C	0,50				
1 cápsula multivitamínico				
Cena				
Patatas asadas	300,00	279,00	7,47	0,39	63,12
Ketchup light	100,00	37,00	0,00	0,70	9,30
Verduras	200,00	96,00	6,40	0,60	12,80
Total		**2539,63**	**62,45**	**26,15**	**505,81**

3. Rutina de entrenamiento

A diferencia de una rutina de ganancia de masa muscular, aquí nuestro objetivo es preservar la masa muscular ganada mientras quemamos grasa, así que **debemos hacer hincapié en incrementar nuestras sesiones de ejercicio cardiovascular -tanto en número de sesiones como en tiempo- y seguir entrenando pesado pero corto.**

¡Debes seguir entrenando pesado! (te lo vuelvo a comentar porque es clave: como bajes los pesos y entrenes a altas repeticiones durante varios meses, tu masa muscular desaparecerá)

Lunes: Hombros/Tríceps			
Ejercicio	Semana 1	Semana 2 y 3	Semana 4
A1. Press cubano	8 x 6	6 x 8	5 x 10
A2. Elevaciones laterales	8 x 6	6 x 8	5 x 10
B1. Elevaciones frontales mancuernas	8 x 6	6 x 8	5 x 10
B2. Press sentado con mancuernas	8 x 6	6 x 8	5 x 10
C1. Press de banca agarrecerrado	8 x 6	6 x 8	5 x 10
C2. Press francés con mancuernas	8 x 6	6 x 8	5 x 10
-Ejercicio cardiovascular de baja intensidad: 5km/h a 12 grados inclinación, caminata de potencia 40 minutos			

Martes: Cuádriceps/Femoral/Gemelos			

Ejercicio	Semana 1	Semana 2 y 3	Semana 4
A. Sentadillas hack (pies juntos)	8 x 6	6 x 8	5 x 10
A2. Extensiones de piernas	8 x 6	6 x 8	5 x 10
B1. Peso muerto rumano	8 x 6	6 x 8	5 x 10
B2. Curl tumbado dos piernas	8 x 6	6 x 8	5 x 10
C1. Gemelos de pie máquina	5 x 10	4 x 10-12	3 x 15
C2. Gemelos de pie sentado	5 x 10	4 x 10-12	3 x 15
Ejercicio cardiovascular de baja intensidad: 5km/h a 12 grados inclinación, caminata de potencia 40 minutos			

Jueves: Espalda/Deltoides posterior			
Ejercicio	Semana 1	Semana 2 y 3	Semana 4
A1. Jalón al pecho agarre supino	8 x 6	6 x 8	5 x 10
A2. Polea alta dorsales a la cintura	8 x 6	6 x 8	5 x 10
B1. Remo con mancuernas sentado	8 x 6	6 x 8	5 x 10
B2. Gironda	8 x 6	6 x 8	5 x 10
C1. Posterior en máquina	8 x 6	6 x 8	5 x 10
C2. Posterior con mancuernas	8 x 6	6 x 8	5 x 10
Ejercicio cardiovascular de baja intensidad: 5km/h a 12 grados inclinación, caminata de potencia 40 minutos			

Viernes: Pecho/Bíceps			
Ejercicio	Semana 1	Semana 2 y 3	Semana 4
A1. Press inclinado mancuernas (15-30º)	8 x 6	6 x 8	5 x 10
A2. Aperturas inclinadas mc (15-30º)	8 x 6	6 x 8	5 x 10
B1. Press de banca barra	8 x 6	6 x 8	5 x 10
B2. Cruces	8 x 6	6 x 8	5 x 10
C1. Curl predicador barra	8 x 6	6 x 8	5 x 10
C2. Curl con barra inclinado sentado MC	8 x 6	6 x 8	5 x 10
Ejercicio cardiovascular de baja intensidad: 5km/h a 12 grados inclinación, caminata de potencia 40 minutos			

Sábado
Ejercicio cardiovascular de baja intensidad: 5km/h a 12 grados inclinación, caminata de potencia 45 minutos

-Mujer de 65kg que desea aumentar su tono muscular

Las mujeres, al ser diferentes de los hombres, no pueden alimentarse ni entrenarse igual; su hormona sexual principal son los estrógenos, **a diferencia de los hombres que es la testosterona.** Esto hace que retengan más líquido, que tengan menos musculatura y que sean capaces de sintetizar sólo una parte de la proteína que es capaz de sintetizar un hombre.

Esto no significa que para una mujer sea imposible aumentar su tono muscular, sólo que **el techo de ganancia de masa muscular está más bajo que el del hombre y necesitaremos un recorrido más largo.**

Para nuestro ejemplo, vamos a utilizar a una mujer de 32 años, 170 cm. de altura, 65 kg. de peso corporal y un 18% de grasa corporal (las mujeres acumulan más grasa que los hombres y aunque su porcentaje de grasa sea bajo, es más elevado que el de los hombres)

1. Cálculo del BMR y de las calorías que necesitamos

Igual que en el ejemplo anterior, calculamos el BMR y las calorías que se necesitan para perder grasa. La fórmula es:

$$10 \times peso\ (kg.) + 6.25 \times altura\ (cm.) - 5 \times edad\ (y) - 161$$

Si sustituimos los valores nos da un total de 1391,5 calorías. Estas son las calorías que necesita la persona para mantener su peso sin realizar ninguna actividad física ni salir de la cama.

Como tiene una actividad ligera con un trabajo no físico y practica deporte 4 veces por semana, vamos a multiplicarlo por 1.4, obteniendo las calorías que necesita para mantenerse con su actividad actual: **1948,1 calorías.**

Vamos ahora a utilizar el caso de que la mujer sólo esté dispuesta a una pequeña ganancia de grasa aunque suponga una menor ganancia de masa muscular, por lo que crearemos un superávit calórico de 1,2 multiplicando las calorías de mantenimiento (la tabla con los superávits la tienes en el punto 6, por si quieres aplicar otra diferente)

Calorías de mantenimiento x 1,2 = calorías a consumir para ganar músculo con poca ganancia de grasa

1948,1 x 1,2 = 2142,91 calorías diarias que necesita consumir para ganar músculo

Vamos a redondear a 2140 calorías para facilitar los cálculos.

2. Distribución de las calorías y macronutrientes en las diferentes comidas

Para la distribución de macronutrientes las mujeres deben ingerir 1,8 gramos por kilo de peso magro de proteína para ganar masa muscular. Por norma general, funcionan mejor con dietas altas en grasas y bajas en hidratos, tanto para ganar músculo como para perder grasa, ya que no suelen manejar eficientemente altos niveles de insulina.

Primero calculamos su peso magro en kilos, restándole los kilos de grasa corporal. Como tiene un 18%, a sus 65 kg. de peso sólo debemos hacer una regla de 3, resultando 53,3 kg. de peso magro.

Con ello, sólo debemos multiplicar por 1,8 para obtener los gramos diarios de proteína a ingerir y multiplicar por 4 para saber las calorías asignadas a las proteínas.

En cuanto a las grasas de las calorías sobrantes al restar las asignadas a proteína, me gusta establecer -y suele funcionar muy bien- un 60% para grasas y un 40% para hidratos de carbono.

2140	Proteína	Hidratos	Grasas
Kcal.	383,76	702,50	1053,74

Ratios	17,93%	32,83%	49,24%
Gramos	95,94	175,62	117,08
por Kg.	1,80	2,70	1,80

La distribución de un día del plan de alimentación (te recomiendo que hagas varios para no aburrirte ni crear intolerancias) quedaría así:

Desayuno	Cantidad	Calorías	Proteínas	Hidratos	Grasas
Aguacate	1	322,00	4,02	17,15	29,47
Yogurt griego	1	155,00	5,10	12,50	5,40
Nueces	2	71,40	1,52	1,30	6,50
Media mañana					
Tostadas Ortiz sin azúcar	1	35,00	1,10	5,90	0,60
Nueces	2	71,40	1,52	1,30	6,50
Aceite de lino	15	135,00	0,00	0,00	15,00
Almuerzo					
Pechuga de pollo	50	57,00	10,60	0,00	1,30
Brócoli	100	31,00	2,57	6,04	0,34
Arroz vaporizado	50	173,50	3,33	38,45	0,50
Aceite de oliva	15	135,00	0,00	0,00	15,00
Preentrenamiento					

Aislado de suero	15	55,49	13,35	0,15	0,10
Amilopectina	20	70,60	0,00	17,60	0,00
Vitamina C	0,5				
Post-entreno					
Aislado de suero	15	55,49	13,35	0,15	0,10
Amilopectina	20	70,60	0,00	17,60	0,00
Creatina	5				
Agua					
Merienda					
Pan de centeno	50	129,50	4,25	24,15	1,65
Piña natural	100	46,00	0,40	11,20	0,40
Cena					
Salmón	100	270,00	25,00	0,00	18,69
Judías verdes	200	62,00	3,64	14,28	0,24
Aceite de lino	15	135,00	0,00	0,00	15,00
Ensalada verde (canónigos+pepino+céleris)	100	62,00	5,14	12,08	0,68
Total calórico		**2142,99**	**94,89**	**179,85**	**117,48**

3. Rutina de entrenamiento

Las mujeres deben entrenar a algunas repeticiones más altas para generar masa muscular: en torno a 2-4 repeticiones más que los hombres. Así, un buen rango para crear masa muscular está entre las 8-20 repeticiones, siendo buena una combinación en el mismo entrenamiento de los extremos superior e inferior para generar resultados. No es la única forma, ya que como hemos visto, puedes crear tus bloques de entrenamiento mensual periodizando fuerza e hipertrofia. En el primer bloque para fuerza entrenarías a bajas repeticiones, entre 5-7, y en el segundo bloque para hipertrofia, entre 8-20.

Aquí priorizaremos el ejercicio con pesas -haciendo entrenamientos de alta intensidad- y 3 sesiones semanales de ejercicio cardiovascular de 30 minutos, para ayudar al transporte de nutrientes, mejorar la recuperación y equilibrar el sistema aeróbico con el anaeróbico.

Un beneficio adicional al entrenamiento cardiovascular, es que cuando pasemos a la fase de definición la quema de grasas nos resultará más sencilla al manejar mejor la insulina, entre otros factores.

Entrenamiento día 1 (lunes)			
	Semana 1	Semana 2 y 3	Semana 4 descarga
Puentes glúteo con barra	4x20	3x20	2x20
Remo mancuerna	4x8	3x8	2x8
Sentadillas caja	4x5	3x5	2x5
Press inclinado manc.	4x8	3x8	2x8
Peso muerto barra	4x8	3x8	2x8
Abductores cable de pie	2x20	1x20	1x20

Planchas 1 serie de 60 segundos	1 de 60 seg.	1 de 60 seg.	1 de 60 seg.
Planchas laterales 1 serie de 60 segundos (de cada lado)	1 de 60 seg.	1 de 60 seg.	1 de 60 seg.
Entrenamiento día 2 (miércoles)			
Elevación cadera a una pierna hombros en alto	4x15	3x15	2x15
Dominadas supinas	4x5	3x5	2x5
Subidas banco manc. 3x10 reps	4x10	3x10	2x10
Press militar barra	4x8	3x8	2x8
Hiperextensiones 1 pierna	3x12	2x12	2x12
Abductores sentados con bandas 1x20 reps.	2x20	1x20	1x20
Sentarse a piernas estiradas 1x20 reps.	2x20	1x20	1x20
Oblícuos banco 45° 1x20 reps.	2x20	1x20	1x20
Entrenamiento día 3 (viernes)			
Remo con cable a un brazo de pié 3x8 reps. (de cada lado)	4x8	3x8	2x8
Sentadilla globet 3x5 reps.	4x5	3x5	2x5
Press pecho 1 brazo 3x8 reps.	4x8	3x8	2x8
Cable straight-leg pull-through 3x8-12 reps.	4x12	3x12	2x12
Oblícuos 1x10 reps. (de cada lado)	2x10	1x10	1x10
Giros con cable a 1 rodilla 1x8-12 reps. (de cada lado)	2x12	1x12	1x12
La semana 3 se aumenta la carga respecto a la semana 2 a niveles máximos			

-Martes, jueves y sábado, 30 minutos de ejercicio cardiovascular a un 65% de tu frecuencia cardiaca máxima (caminata de potencia, elíptica, natación, remo, correr, saltar a la comba…)

-Mujer de 65kg que desea perder grasa corporal

1. Cálculo del BMR y de las calorías que necesitamos

Basándonos en el ejemplo anterior, donde puedes ver cómo hemos calculado su metabolismo basal en reposo en **1948,1 calorías,** vamos a establecer el déficit a generar para entrar en un balance negativo de calorías (esto es, ingerir menos calorías de las que el cuerpo necesita para mantenerse) Vamos a multiplicar por 0,85 para establecer un déficit de un 15%.

Te recomiendo que establezcas el déficit entre un 10-20% y no más, ya que sino la restricción calórica sería tan alta que podrías -además de perder masa muscular- estar sin energía y alterar tus niveles hormonales, perjudicando tu salud.

Calorías de mantenimiento x 0,85 = calorías a consumir para perder grasa sin perder masa muscular

1948,1 x 0,85 = 1656 calorías diarias que necesita consumir para perder grasa.

Vamos a redondear a 1650 calorías, para facilitar los cálculos.

2. Distribución de las calorías y macronutrientes en las diferentes comidas

Para la distribución de macronutrientes, las mujeres deben ingerir 1,8 gramos por kilo de peso magro de proteína para mantener el tono muscular. Por norma general, funcionan mejor con dietas altas en grasas y bajas en hidratos de carbono -tanto para ganar músculo como para perder grasa- ya que no suelen manejar eficientemente altos niveles de insulina, como hemos comentado anteriormente.

Para la pérdida de grasa, de la cantidad no asignada a las proteínas, un ratio de 30% para los carbohidratos y un 70% para las grasas suele funcionar muy bien para las mujeres (en los días de entrenamiento) y un 20% de hidratos y un 80% de grasas en los días de no entrenamiento.

Si deseas saber cómo hacer tu día de realimentación para que tu metabolismo basal no se regule a la baja, tienes un ejemplo en la pérdida de grasa corporal para un hombre de 85 kg., donde sólo tienes que ajustar las calorías a tu situación personal.

1656	Proteínas	Hidratos	Grasas
Kcal	383,76	381,68	890,57
Ratios	23,17%	23,05%	53,78%
Gramos	95,94	95,42	98,95
por Kg	1,80	1,47	1,52

Ahora sólo nos queda elegir los alimentos y la distribución de comidas que más se adapte a nuestro estilo de vida. Haremos 4 comidas sólidas y un par de batidos pre y post-entreno (puedes sustituirlos por comida rica en proteínas completas e hidratos de carbono si no deseas utilizar suplementación deportiva)

-Ejemplo de un día de alimentación para pérdida de grasa en el que realizamos entrenamiento con pesas (te recomiendo que hagas al menos 3-4 variaciones para no aburrirte, variar los alimentos y evitar intolerancias o alergias alimentarias):

	Cantidad	Calorías	Proteínas	Hidratos	Grasas
Primer desayuno					
Tostadas Ortiz	1	35,00	1,10	5,90	0,60
Pavo	25	27,25	6,25	0	0,25
Segundo desayuno					
Yogurt desnatado	1	155,00	5,10	12,50	5,40
Nueces	4	142,80	3,04	2,60	13,00
Almuerzo					
Pechuga de pollo	75	71,25	13,25	0,00	1,63
Espinacas	200	46	5,72	7,26	0,78
Batata	100	107	1,61	24,19	0,6
Aceite de lino	20	180	0	0,00	20
Preentrenamiento					
Aislado de suero	15	55,49	13,35	0,15	0,10
Amilopectina	20	70,60	0,00	17,60	0,00
Vitamina C	0,5				
Post-entreno					
Aislado de suero	15	55,49	13,35	0,15	0,10

Amilopectina	20	70,60	0,00	17,60	0,00
Creatina	5				
Agua					
Merienda					
Huevos	2	148	12,58	0,76	9,94
Nueces	4	142,80	3,04	2,60	13,00
Cena					
Salmón	50	135,00	12,50	0,00	9,35
Espárragos trigueros	200	30	2,6	3,2	0,2
Aceite de oliva	20	180	0	0,00	20
Total calórico		**1652,29**	**93,49**	**94,51**	**94,95**

3. Rutina de entrenamiento

En el entrenamiento para la pérdida de grasa hay que seguir entrenando con altas cargas e incrementar el ejercicio cardiovascular de baja intensidad, para preservar la masa muscular que tenemos a medida que perdemos grasa.

Al igual que en el ejemplo del entrenamiento de pérdida de grasa para un hombre de 85 kg., haremos una semana de base, 2 de choque con pesos máximos y un menor volumen, y por último, una semana de descarga con un 50% del volumen inicial.

-Ejemplo de bloque de entrenamiento de 4 semanas para pérdida de grasa:

Lunes y Miércoles	Semana 1	Semana 2 y 3	Semana 4 descarga
Contragolpe de glúteos en máquina smith	4x15	3x12	2x12
Extensión de cadera con tobillera en polea	4x15	3x12	2x12
Escalones con barra	4x10	3x10	2x10
Estocada en máquina smith	4x10	3x10	2x10
Sentadilla con mancuerna	4x8	3x8	2x8
Extensiones de piernas	4x12	3x12	2x12
Aducción de cadera con cable	4x15	3x12	2x12
Curl de pierna tumbado	4x10	3x10	2x10
Buenos días	4x10	3x10	2x10
Elevaciones de piernas	4x25	3x25	2x25
Encogimientos	4x50	3x50	3x50
Rotonda	5'	4'	4'
Miércoles			
Remo con barra	4x8	3x8	2x8
Elevación frontal con barra	4x10	3x10	2x10
Elevación lateral en polea	4x10	3x10	2x10
Curl con mancuernas 45° en banco	4x8	3x8	2x8
Curl hammer a un brazo	4x8	3x8	2x8
Tríceps en polea con cuerda	4x8	3x8	2x8

Extensión de tríceps con mancuerna	4x8	3x8	2x8
Press de gemelos	4x8	3x8	2x8

-Descanso entre series y ejercicios: 45 segundos.

20. CÓMO AFRONTAR UNA LESIÓN

Seguramente has pasado, estás pasando o pasarás por una lesión en tu carrera deportiva como aficionado o profesional. Yo he pasado también por innumerables lesiones, algunas que se han curado en semanas y otras que he ido arrastrando durante meses.

Pero ¿cómo afrontamos esto? **Cualquier deportista, antes o después, va a pasar por lesiones y tú estás incluido.** No vas a poder escaparte.

Algunos clientes, en cuanto se lesionan -incluso yo mismo en el pasado- al no verse al 100%, ver que no pueden entrenar determinados músculos en el gimnasio, hacer determinados ejercicios e incluso ni siquiera entrenar, piensan inconscientemente: "si no voy a poder mejorar ¿para qué hacer dieta o hacer sólo parte del entrenamiento?"

Esa es la actitud mental que debemos evitar a toda costa. Piensa en cómo llegarás antes a recorrer un camino en el menor tiempo posible: ¿avanzando sólo cuando puedas correr, o cuando no puedas correr, seguir avanzando andando?

Así que te voy a dar unos pequeños consejos, que seguro te serán muy útiles para seguir progresando aunque estés lesionado y para que mantengas la actitud mental adecuada:

1. **Evalúa y trata la lesión**: ve a los especialistas pertinentes para tratarla y empezar tu recuperación lo antes posible: médicos, fisioterapeutas…

2. **Redistribuye tu entrenamiento**: si te has partido una pierna no podrás quizás entrenar el tren inferior, pero ¿ por qué no vas a poder seguir mejorando el tren superior mientras tanto? Si no puedes entrenar en ese momento con cargas pesadas, utiliza menos peso en series compuestas a repeticiones más altas. Aprovecha para cambiar tus métodos de entrenamiento. Proponte bajar tu porcentaje de grasa corporal y haz más ejercicio cardiovascular.

3. **Huye del dolor**: si quieres recuperarte, por norma general, debes evitar los ejercicios que te causen dolor. Me llegan muchos clientes con problemas de codos y sólo con cambiarles los ejercicios que causan el dolor, su patología desaparece.

4. **Haz planes a futuro**: aprovecha y planifica el entrenamiento que harás cuando te recuperes, la alimentación, adónde quieres llegar… Lee e infórmate, es un buen método para que tu estado anímico sea óptimo, manteniéndote esperanzado y con ganas de trabajar en el tratamiento para recuperarte y cumplir con tus objetivos a futuro.

A mí, todas las veces que he estado lesionado me ha ayudado mucho esta actitud, ya que además de salir antes de la lesión, lo haces aún progresando y en la mejor forma posible. **Al estar al 100% puedes avanzar lo más rápido posible, cosa que no sucede si, por el contrario, te dejas totalmente.**

21. LOS 15 MITOS MÁS POPULARES DE LA NUTRICIÓN Y EL ENTRENAMIENTO

Con toda seguridad, ya seas un atleta avanzado o principiante, habrás escuchado mil y un mitos sobre nutrición y entrenamiento que, como yo, has estado creyendo durante años. Son *vox populi* y la gente los toma como una Biblia, pero curiosamente, nunca ha habido evidencias ni explicaciones científicas sobre ellos.

En cuanto leas estas páginas podrás desechar todos estos mitos. He reunido los más populares, y cuando los vuelvas a escuchar, sabrás por qué no son ciertos y estarás en el camino correcto para conseguir tus objetivos.

Y ahora ¡a descubrir la verdad!

1.   Comer carbohidratos a partir de las 18h engorda

Esto es algo que siempre hemos escuchado. La cultura popular decía que si entrenábamos antes de las 18 hs. ya no íbamos a necesitar energía a partir de esa hora, y por tanto, se iba a convertir en grasa; al contrario, podíamos ingerir todas las proteínas que quisiéramos, según abogaban.

Pero ¿qué dice la ciencia? Lo que dice es que para que no engordemos, debemos estar en un balance negativo de calorías o en meseta (que las calorías ingeridas sean igual a las gastadas). Todo se resume en una cuestión de calorías negativas, positivas o diferencia 0 para determinar si engordamos o adelgazamos.

Ya no sólo la ciencia; utilicemos la lógica: una persona no come nada en todo el día y a la hora de la cena come 500 gramos de pasta, que son unas 650 calorías. ¿Pensáis que una persona que ingiere 650 calorías va a engordar por haber ingerido los hidratos en la noche? Igualmente, si una persona sólo come al día una tableta de chocolate para cenar -que lleva grasas e hidratos de carbono- con aproximadamente 500 calorías, adelgazará.

Personas de metabolismos rápidos que comen altas cantidades de hidratos y a quienes les cuesta subir de peso, según esta teoría, estarían obesas. Yo tengo atletas a los que, para cenar, les incluyo 300 gramos de hidratos de carbono y más porque sino, no suben de peso.

Por el contrario, si nos alimentamos a base de proteínas, ternera o pollo por encima de lo que necesita nuestro cuerpo para mantenerse, engordaremos igualmente.

En resumen, **se engorda o se adelgaza sólo por el número total de calorías que ingiramos al día, no por ingerir carbohidratos por la noche.**

Lo que sí es cierto, es que si deseamos perder peso o mantenerlo, debemos mantener la ingesta de proteínas entre 1,5-3 gramos por kilogramo de peso para conservar nuestra masa muscular. Se puede adelgazar comiendo grasas, proteínas e hidratos de carbono; la diferencia está en que, según cómo sea la proporción de dichos nutrientes y fuentes, arrastraremos músculo o no.

2. No debes tomar grasa en la dieta si quieres perder grasa

Este mito es muy ochentero e incluso noventero. Todos los entrenadores lo decían: no, pescado azul no tomes que lleva grasa, frutos secos tampoco y aceite de oliva ni tocarlo.

¿Por qué decían esto? Como hemos visto en el caso anterior, el engordar o adelgazar es una cuestión de calorías, y ¿qué es lo que tiene más calorías? la grasa, ya que a diferencia de las proteínas e hidratos de carbono, que tienen 4 calorías por gramo, las grasas tienen 9 calorías. Entonces, para bajar tu nivel calórico y estar en un balance negativo diario de calorías (que las calorías que ingieres sean menores que las que tu cuerpo necesita para mantenerse, y así poder usar los depósitos de grasa como fuente de energía y "quemarla"), es la forma más fácil de hacerlo.

¿Qué problema tiene y tenía esto? Que la grasa es necesaria para muchas funciones de nuestro cuerpo y para que estemos sanos. Los atletas o personas que deseaban perder peso, al seguir este tipo de dietas se encontraban con que, conforme iban pasando las semanas, estaban carentes de energía, con pérdida de tono muscular y fuerza, con menos líbido, tardaban más en recuperarse de los entrenos…

Veamos las funciones más importantes de las grasas insaturadas -los famosos ácidos grasos insaturados Omega 3 y 6- que son necesarias en nuestra alimentación diaria, y especialmente en la de los atletas:

- **Ayudan a sintetizar la testosterona**: esa hormona que se encarga de aumentar nuestra musculatura, fuerza y líbido. ¿Y qué pasa si no tenemos testosterona? Que es imposible ganar músculo. Por tanto: **si no ingerimos grasas saludables de forma diaria en nuestra dieta, no podremos generar ni mantener nuestra musculatura.**

- Transportan los nutrientes: ayudan a transportar todos los nutrientes a la célula.

- Regulan el efecto térmico del cuerpo.

- Te protegen de enfermedades cardiovasculares.

Así que como método de pérdida de peso y para estar sano, no hagas nunca una dieta carente de grasas saludables en forma prolongada.

Ejemplos de grasas saludables que deberías tomar diariamente: aceite de oliva, nuez de Macadamia o nuez moscada, cacahuete, nueces, almendras, aguacate, pescado azul (preferentemente el salmón)… con una ingesta mínima de 1 gramo por kilogramo de peso corporal diario. Con 1 ración de pescado azul, un poco de aceite de oliva y 20-30 gramos de esos frutos secos, tendrás sobradamente cubierta tu ingesta diaria para estar sano y poder cumplir con tus objetivos deportivos.

Ahora que ya sabes que no debes eliminar tu ingesta de grasa de la dieta ¿cómo entras en un balance negativo de calorías? Lo puedes hacer de estas formas:

- **Aumentando el ejercicio cardiovascular diario**: no tienes por qué bajar calorías si quemas más.

- **Reduciendo la ingesta de carbohidratos:** si sólo haces 1 hora de gimnasio al día y la única función de tus carbohidratos es la de aportar la energía necesaria para tus procesos físicos y metabólicos, no necesitas una alta cantidad. Calcúlalos en función de tu actividad física.

- Consumiendo **2-3 gramos de proteína por kilo de peso diario** para preservar la masa muscular.

3. Si no tomo fruta, no estaré sano

Este es quizás, junto con el de los lácteos, el reclamo más reiterado de todos mis clientes: ¡no me has añadido fruta y lácteos a la dieta! ¡no voy a estar sano! ¡no tengo 5 piezas de fruta al día como recomiendan!

Este reclamo me lo plantea alguien al menos una vez al día. Y es normal, porque durante años los médicos han estado diciendo que para estar sanos, hay que tomar un mínimo de 5 piezas de fruta al día.

Pero ¿realmente necesitamos tanta fruta en la dieta? La "supuesta" función de la incorporación de la fruta en la dieta, según la creencia popular, son las vitaminas, la fibra y la energía que aporta.

La realidad es que los médicos las han recomendado tanto en las dietas de pérdida de grasa porque, al tener pocas calorías y ser carentes de grasa, ayudan a estar en un balance negativo de calorías al saciar el hambre si uno come varias piezas de fruta al día. De todas maneras, las frutas naturales y de campo sí que es cierto que tienen vitaminas y efectos antioxidantes.

Respecto a la energía que proporcionan, esta proviene en parte del hidrato de carbono que compone en mayor o menor medida la fruta: la fructosa. Esta tiene un mecanismo y proceso de metabolización diferente: **el consumo en exceso de fructosa puede provocar obesidad y como consecuencia diabetes, debido a que favorece la acumulación de grasa.** En cambio, la glucosa (la energía de hidratos como la patata, la pasta, el arroz, las legumbres…) requiere de insulina para ser aprovechada por las células, y su exceso es almacenado en el hígado y los músculos en forma de glucógeno; la fructosa, sin embargo, tiene otra vía.

La fructosa es absorbida en el intestino, y se almacena directamente en el hígado en forma de glucógeno. El problema radica en que el glucógeno funciona como almacén de energía, y se convierte en grasa cuando ingerimos más calorías de las que utilizamos, de tal forma que esto favorece la obesidad... sin contar enfermedades como hígado graso, problemas cardiovasculares, hipertensión, mayor ácido úrico, resistencia a la insulina y diabetes.

Esto no significa que tengamos que eliminar totalmente la fruta de nuestra dieta, pero hay muchas mejores formas de obtener esa energía y vitaminas -que ya con los procesos de conservación de la fruta que llega a los supermercados es poca- de otros alimentos, sin los problemas asociados a la fructosa.

Aquí tienes una tabla de alimentos según la cantidad de fructosa:

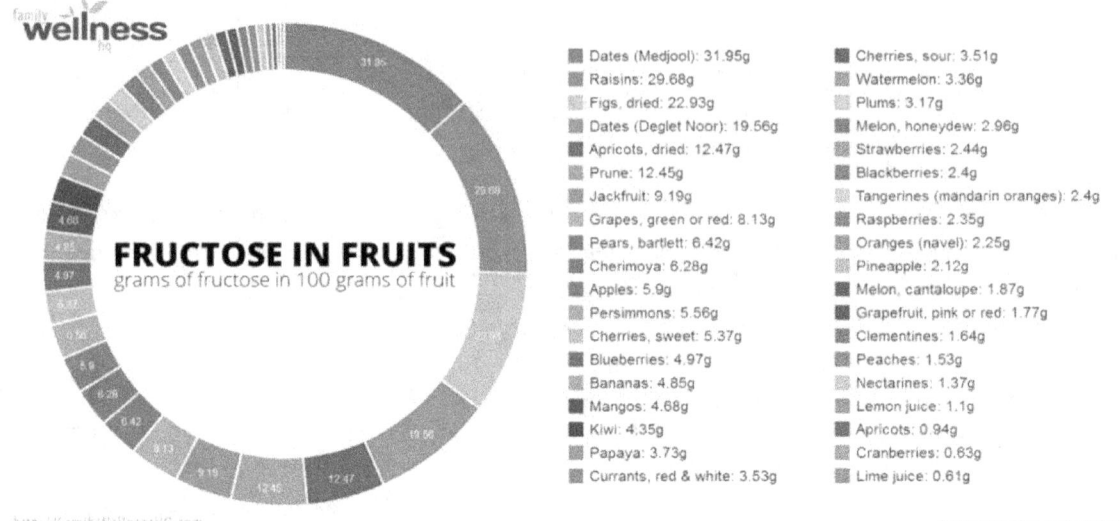

4. La sal retiene líquidos

Cuántas veces hemos escuchado esto: "elimina la sal de la dieta si quieres perder peso". Quitando los problemas de hipertensión asociados a ella –por eso es recomendable reducir su consumo diario- el sodio tiene funciones importantes y no debe eliminarse totalmente de la dieta. **En efecto:**

- Regula la cantidad de líquidos en nuestro cuerpo.
- Coopera en la transmisión de impulsos nerviosos, entre ellos, en la **contracción muscular.**
- Colabora en el transporte de oxígeno.
- Ayuda a que los riñones funcionen correctamente.
- Evita los calambres musculares.

Esto significa que, si no consumimos sal, no nos recuperaremos de los entrenos, seremos más propensos a calambres musculares, no podremos entrenar duramente al no recibir el músculo suficiente oxígeno, ni transportar nutrientes a las células. Y como habrás podido imaginar, esto es muy perjudicial para tu progreso.

¿Por qué entonces se recomienda aún hoy eliminar el sodio de la dieta? Un exceso de sal sí es cierto que temporalmente retiene líquidos. La encargada de esto es una hormona llamada aldosterona. Pero esta retención es temporal hasta que se regula a la baja, y aunque ingiramos una alta cantidad de sodio, el cuerpo deja de retener agua. Por eso en períodos cortos, por ejemplo, días antes de una competición -donde el nivel de definición muscular extrema es importante- el reducir la sal puede ayudar a excretar líquidos pero nunca a la larga, porque entonces produce sólo perjuicios de salud.

Sólo cambios drásticos de ingesta de sodio en períodos cortos de tiempo, producen retención de líquidos.

La recomendación diaria de ingesta de sodio son unos 4 gramos al día. Un atleta puede perder 1-2 gramos de sodio durante un entreno, por lo que las recomendaciones pueden ser un poco más altas.

Así que si no estás a menos de 1 semana de una competición (y ni aún así se suele utilizar ya el eliminar completamente el sodio de la dieta), puedes añadir sodio a tus comidas de forma moderada. Tan sólo tienes que preocuparte de no comer muchas cosas enlatadas ni procesadas para no ingerir un exceso de sodio en la dieta, y ajustarte a las cantidades óptimas para la salud y tu deporte.

5. Los lácteos tapan

"Si quieres conseguir un buen nivel de definición tienes que eliminar los lácteos de la dieta. ¡Los lácteos te van a crear una capa de grasa que tarda años en eliminarse!". Esto es *vox pópuli* hoy día en el gimnasio. Pero ¿de dónde demonios ha salido esa afirmación? ¿Con qué base científica se asevera eso?

Al día de hoy, no he encontrado ningún estudio que lo corrobore. Por mi experiencia con culturistas de hace años, cuyas fases de creación de masa muscular fueron sobre los 70 y 80, sé que utilizaban leche entera y cuando se acercaba la fecha de competición la eliminaban, viendo cómo su porcentaje graso bajaba. Pero era por la cantidad de grasa y calorías que tenía ésta, que afirmaban que los lácteos hacían parecer "blando".

Además de esta causa, otra puede ser que en las dietas bajas en sodio introduzcamos un lácteo alto en sodio y nos retenga durante unos días o semanas, hasta que se regula la aldosterona a la baja para dejar de retener líquidos. Pero esto tiene que ver con una retención temporal de fluidos.

Y por último, también, cuando hay una intolerancia a la lactosa (el hidrato de carbono de los lácteos) además de hinchazón, gases, problemas estomacales, flatulencia, se produce retención de líquidos y grasa. Pero evitar esto es tan fácil como consumir la alternativa de lácteos sin lactosa, donde la misma se ha sustituido por lactasa, que es totalmente digerible para las personas intolerantes.

Así que olvídate de este mito y si no eres intolerante, tus lácteos son desnatados y con un bajo contenido en sodio (y en cualquier caso, si no son bajos en sodio, quitando el requesón que suele tener unos 500 mg. de sodio, no van a causar un desbalance en la ingesta total de sodio como para que supongan un problema) puedes disfrutarlos en tu dieta diaria.

6. No ingieras más de 30 gramos de proteína por comida, porque no los asimilarás

"Hay que realizar 5-6 comidas al día en pequeñas tomas para acelerar el metabolismo, y no tomar más de 30 gramos de proteína por comida porque el cuerpo no puede asimilarla". Esta frase podría estar enmarcada en cada gimnasio, ya que es casi lo primero que se escucha nada más entrar.

Pero ¿es esto realmente cierto? Sólo con la lógica, en la época en la que el hombre cazaba y comía un jabalí, un ciervo o cualquier animal, se lo comía de una sentada: unos 2 kilos de carne, porque no sabía cuándo volvería a comer hasta poder cazar otro animal pasados varios días. ¿Por qué no morían de hambre? En ese caso, sólo hubieran asimilado 30 gramos de proteína, hubieran estado en carencias proteicas para mantener los tejidos y hubieran muerto.

¿Por qué no ocurría? Porque el cuerpo es inteligente y si ingieres 70 gramos de proteína en una comida, simplemente tardará más tiempo en realizar la digestión que haciendo 2 tomas de 35 gramos.

Pero no nos vamos a quedar solo con la lógica: buscaremos estudios realizados a largo plazo. En una prueba de 14 días, Arnal y sus colegas no encontraron diferencias en la masa magra o la retención de nitrógeno al consumir el 79% del requerimiento proteico diario (aproximadamente 54 gr.) en 1 comida, en comparación con la misma cantidad repartida en 4 comidas.

Este estudio se llevó a cabo en mujeres jóvenes adultas, cuyo promedio de masa libre de grasa era 40,8 kg. Teniendo en cuenta que la mayoría de los hombres no sedentarios tiene una masa mucho más magra que las mujeres del estudio citado, es plausible que más de 54 gr. de proteína en una sola comida pueden ser procesados eficientemente con fines anabólicos y/o anti-catabólicos. Si extrapolamos la dosis de proteína utilizada en este estudio (79% de 1,67g./kg.) al varón adulto medio, sería aproximadamente entre 85-95 gr. o incluso más, dependiendo de lo cerca que se esté del máximo de los límites del tamaño muscular.

En base a la evidencia, es falso suponer que el cuerpo sólo puede asimilar una cierta cantidad de proteína por comida.

Así que ¿hay un límite de proteína en cada comida que se pueda usar eficazmente? Sí, pero ese límite es probablemente similar a la cantidad máxima efectiva para todo el día.

¿Cuál es la cantidad máxima efectiva de proteína que el cuerpo puede utilizar en todo el día? En la mayoría de los culturistas naturales no está muy lejos de 1 gr./kg. de peso corporal, teniendo en cuenta que se proporcione el total de calorías adecuadas.

Así que combina o divide tu asignación total de proteínas de acuerdo a tus preferencias personales y a tu tolerancia digestiva. Puedes hacer perfectamente 4 comidas de 50 gramos de proteína en cada una, y vas a obtener los mismos resultados que con 6 comidas de 33 gramos cada una.

Y no dudes en comerte el filete entero ni beberte el batido entero.

7. Si no tomo lácteos, me faltará calcio

La razón fundamental que da la industria láctea para el consumo continuado de leche es que es rica en calcio; se defiende que ese mineral es imprescindible para mantener la salud, sobre todo la de los huesos.

Pero la realidad es que la mayoría estamos sobre-calcificados, porque una dieta balanceada nos proporciona el calcio necesario. Lo recibimos al comer vegetales, hortalizas, legumbres secas, verduras, carnes crudas y frutos secos. ¿Sabías que una ración de brócoli contiene tanto calcio aprovechable como un vaso de leche?

Tomar más calcio, por ejemplo a través de la leche, sirve de muy poco porque el cuerpo tiene un límite en la cantidad de calcio que puede absorber y si se consume en exceso, tiene que almacenarlo en algún sitio, como en las articulaciones, en las piedras de riñón, en la celulitis… de hecho, **si sobre-calcificamos el cuerpo estamos subiendo la acidez del organismo y para compensar este efecto, desmineralizamos los huesos, provocándonos osteoporosis.**

Parece difícil de creer, pero las personas que beben de 3 a 5 vasos de leche cada día, presentan niveles muy bajos de calcio. Esto lo descubrió el Dr. William Ellis, ex presidente de la Academia Americana de Osteopatía Aplicada. Estos niveles bajos de calcio se deben a que, al beber leche, se consumen enormes cantidades de proteínas lácteas y estas producen un exceso de acidez en el organismo. Entonces, el cuerpo saca los minerales alcalinos de los huesos. Esto explica por qué los departamentos de osteoporosis de los hospitales de todo el mundo están llenos de personas con los huesos débiles ¡¡¡pero que se pasan el día bebiendo leche!!!

Es más: las enfermeras de Harvard hicieron un estudio de salud con 75000 mujeres a lo largo de 12 años, y descubrieron que el aumento del consumo de leche no protege contra el riesgo de fracturas… sino que consumir mucha leche -con la gran ingesta de calcio que eso significa- está asociado a un mayor riesgo de fracturas óseas.

Dejar de beber leche puede enojar (quizás) a tu médico y (seguramente) a tu madre y (segurísimo) a tu abuela, pero puede reducir el riesgo de osteoporosis. Todo lo que tienes que hacer es aumentar tu consumo de frutas y verduras (hortalizas de hojas verdes, legumbres, frutos secos), hacer ejercicio y tomar sol, y podrás estar muy tranquilo de que no necesitas ningún aporte extra de calcio.

Si te gusta la leche, tienes opciones saludables y con una relación calcio-fósforo equilibrada, a través de leches vegetales como:

* Leches de cereales: leche de avena, leche de arroz, leche de espelta,…

* Leches de semillas: leche de sésamo.

- Leches de frutos secos: leche de almendra, leche de avellana,…

- Leches de legumbres: leche de soja.

8. Si estoy más de 3 horas sin comer, catabolizaré

Como si de una bomba de relojería se tratara, hemos estado años mirando el reloj y pasándolo mal si nos retrasábamos ½ hora en nuestra ingesta, pensando que íbamos a catabolizar al estar más de 3 horas sin comer o si habíamos hecho una comida de menos... porque íbamos a perder nuestro valioso músculo, que tanto nos había costado ganar.

Según se ha demostrado mediante investigaciones y estudios científicos, la digestión es más lenta de lo que se creía; una comida moderada hace estar al cuerpo en un estado anabólico durante al menos 5 ó 6 horas, incluso si utilizamos un solo alimento.

Si utilizamos una proteína lenta como la caseína, se alargaría más el efecto anabólico: hasta 8 horas tras su ingestión.

Por lo que puedes estar perfectamente 5 horas sin comer y aún así estarás en un estado anabólico.

Es más, parece ser que comer con demasiada frecuencia podría perjudicar la ganancia de masa muscular, dado que el tejido muscular pierde receptividad ante un estímulo prolongado de los aminoácidos, incrementando la oxidación proteica en el hígado. Comer con mayor frecuencia que cada 3 horas parece no ser solamente innecesario (considerando la velocidad de digestión de las proteínas completas) sino posiblemente perjudicial.

Uno con los años se va dando cuenta de que esto (aunque la teoría lo afirmara, que no es el caso) en la práctica no es así. Comer 4 veces en lugar de 6 no va a hacer que catabolices ni tampoco que obtengas peores resultados en cuanto a ganancias, mantenimiento muscular o pérdida de grasa.

9. Quiero ganar músculo, perdiendo grasa a la vez

Si me dieran tan solo 10 céntimos cada vez que un cliente me dice eso, ahora sería multimillonario. La mayoría de los clientes, cuando indican sus objetivos, dicen que quieren ganar músculo y a la vez perder grasa.

Esto sería estupendo y fantástico: verte al espejo cada semana con más músculo y encima con una mayor definición, pero siento decirte que es fisiológicamente imposible. **Se trata de objetivos opuestos e incompatibles.**

-¿Por qué pasa esto?

Resumiéndolo de forma muy sencilla, el cuerpo no puede crear el músculo del aire: tiene que crearlo de los aminoácidos que componen las proteínas que ingerimos a través de la comida. La misma sólo va a ser utilizada para ese fin cuando nos alimentamos de los hidratos de carbono y grasas que el cuerpo necesita, en las cantidades adecuadas. Sino, el cuerpo utilizará la proteína ingerida no para crear músculo, sino como energía (por un proceso llamado neoglucogénesis)

Así que si queremos ganar músculo, tenemos que estar en lo que se llama "superávit calórico": ingerir más calorías de las que el cuerpo necesita para mantenerse y los aminoácidos puedan hacer su trabajo.

Esto se hace ingiriendo un número de calorías determinado por encima de nuestro gasto calórico diario, para que se pueda ganar músculo y la ganancia de grasa sea menor en proporción, aunque algo de grasa se gana en el proceso.

Sin embargo, si queremos perder grasa corporal, para que esta sea utilizada como fuente de energía tenemos que estar en un balance negativo de calorías: ingerir menos calorías de las que el cuerpo necesita para mantenerse, y ¿cómo vamos a crear músculo si no tenemos la ingesta de calorías necesaria para ello?

Por eso, **para ganar músculo uno debe comer más de lo necesario para mantenerse y ganar algo de grasa en el proceso; cuando quiera definir, debe bajar calorías conservando el músculo ganado y reducir su porcentaje de grasa corporal.**

Si estás estancado en tu progreso, revisa si estás ingiriendo las calorías y macronutrientes en las cantidades adecuadas. Y por supuesto ¡acompañado siempre de un entreno intenso!

10. El exceso de proteína daña el riñón

La nutrición de los deportistas ha cambiado tras las últimas investigaciones y muchas personas se alarman de conceptos obsoletos que defendían los médicos de antaño. Por desgracia, algunos siguen vigentes: como por ejemplo, no pasar del 15% de proteína del total de la ingesta diaria. Se intenta desprestigiar el consumo proteico -sobre todo la *whey protein*, o proteína de suero lácteo- atribuyéndole problemas óseos, daño renal y hepático.

Pero ¿un consumo elevado de proteína daña el riñón realmente?

La función de los riñones es la de filtrar fluidos y la mayoría de las sustancias, desde donde posteriormente se expulsan del organismo a través de la orina. Cuando aumentamos la ingesta proteica en la dieta, se da un ligero aumento de la urea y la creatina, en comparación con una dieta alta en carbohidratos. El cuerpo tolera con total normalidad este pequeño aumento, siempre y cuando no estemos enfermos de gota o insuficiencia general. O sea, si estamos sanos, no hay ningún problema.

Se han hecho varios estudios al respecto; los más significativos son:

(Poortmans, 2010) En este estudio se investigó el efecto que tiene a nivel renal una dieta basada en 2.8g de proteína/kg. de peso corporal. Recuerda que la ingesta recomendada es de 0.8gr./kg. para personas sedentarias, lo que sería 3 veces menos que lo estudiado en este ensayo. Los datos revelaron que a pesar del aumento de la concentración plasmática de ácido úrico y calcio, los participantes tenían una función renal, creatinina, urea y albúmina dentro del rango normal. Además, se comprobó que el balance positivo de nitrógeno (la ingesta por la cual el cuerpo no pierde músculo) se dio en 1.26gr./kg. de peso corporal, por lo que las recomendaciones de muchos nutricionistas de no aumentar la proteína en deportistas y mantenerla en 0.8gr./kg. quedaron descartadas.

Recientemente, Walser publicó un examen exhaustivo de la ingesta de proteínas y la función renal, según el cual "está claro que la restricción proteica no impide la disminución de la función renal con la edad y, de hecho, es la principal causa de esa disminución. La mejor manera de prevenir la disminución sería aumentar la ingesta de proteínas. No hay razón para restringir la ingesta de proteínas en individuos sanos con el fin de proteger el riñón".

(Knight, 2003) En este estudio se investigó el efecto que tenía la ingesta proteica en la función renal de mujeres sanas. Para ello, se seleccionaron 1624 mujeres y se les realizó un seguimiento durante 10 años. Se observó que la ingesta de proteínas no estaba relacionada con una peor función renal en mujeres sanas, pero también que puede perjudicar las proteínas no lácteas de origen animal en mujeres con insuficiencia renal leve.

El hecho de que tomar un batido con 25-30 gramos de proteínas nos vaya a producir daño renal, carece de sentido. Como se ha podido demostrar, **la función renal se mantiene en ingestas de proteína cercanas a los 3 gramos/kg. de peso**, ya que el cuerpo puede tolerar perfectamente esa cantidad de urea.

11. El exceso de proteína daña el hígado

"¡Si tomas una alta ingesta de proteínas vas a dañar tu salud, tu hígado y tus riñones! ¡Esos batidos de proteínas que tomas son malísimos para la salud, te va a explotar el hígado!"

Seguro que habéis tenido que aguantar este tipo de comentarios en forma diaria por parte de vuestra familia, amigos, compañeros de trabajo o incluso de personas que van al gimnasio.

Al día de hoy, todavía no he encontrado ningún estudio ni investigación científica que corrobore esta teoría, sólo un boca a boca dicho sin argumentos.

Ahora vamos a desmentirlo. Estudios científicos con prácticas hechas durante años en personas sanas, corroboran que la teoría es falsa.

Un nuevo estudio clínico investigó varios marcadores en 20 sujetos sanos, bajo un plan de entrenamiento de fuerza y una dieta hiperproteica durante 28 días. Los sujetos de dicho estudio consumían diariamente 2,7 gr. de proteína por kilo de peso corporal; esto supone 3 y ½ veces la ración recomendada por la OMS para un varón adulto (0,75 gr de proteína por kg. de peso corporal). Transcurrido el plazo, **la investigación no registró ningún marcador alterado o efectos adversos ni en el sistema inmunitario ni en las funciones renal y hepática, así como tampoco indujo cetosis o deshidratación, por lo que a corto plazo también se demuestra segura una ingesta diaria hiperproteica.**

La creencia popular más extendida es que los batidos de proteínas pueden causar daños en el hígado y los riñones, además de que afectan negativamente nuestra salud en general.

Un estudio piloto realizado sobre la administración de suplementos de proteína de suero y sus interacciones con la enfermedad del hígado graso no alcohólico, consistió en administrar 20 gr. de proteína de suero durante un período de 12 semanas, además de una dieta estándar. Fue capaz de reducir las enzimas hepáticas (ALT de 64.89U/L a 45.89U/L; reducciones similares en AST y GGT) y los depósitos de grasa en el hígado, además de mejorar los niveles de la enzima glutatión (el mayor antioxidante endógeno)

Estas mejoras halladas se atribuyen al fragmento de cisteína de la proteína de suero, que ha demostrado previamente aumentar los niveles de glutatión en una muestra de personas con VIH. También se encontró una reducción significativa del peso corporal y la circunferencia de la cintura.

Las dosis altas de proteína de suero de leche (60 gr. diarios) en mujeres obesas con alto contenido de grasa en el hígado, fueron capaces de reducir la acumulación de grasa en el hígado en 20,8 +/- 7,7% durante 4 semanas, además de reducir los triglicéridos y el colesterol total, sin influenciar en la sensibilidad a la insulina.

Así que en personas sanas, una dieta hiperproteica no daña el hígado; **estad tranquilos.**

12.   Las altas repeticiones se utilizan para conseguir definición muscular

Esto es un "medio mito" porque los resultados llegan pero no por la razón por la que se cree. La cultura popular dice que al entrenar a altas repeticiones se produce un efecto de entrenamiento "mágico", que crea "separación muscular" por el entrenamiento a altas repeticiones.

Esto está muy alejado de la realidad. Lo que ocurre es que si uno entrena a altas repeticiones y además hace superseries, series compuestas o triseries, el volumen de entreno es mayor, al igual que el número de calorías gastadas para dicho entreno. Entonces, una mayor quema diaria de calorías va a producir una pérdida de grasa más pronunciada, si estamos en una dieta con un balance negativo de calorías.

Pero si seguimos entrenando duramente para fuerza, estamos en déficit calórico con la dieta y hacemos ejercicio cardiovascular, el resultado va a ser también una pérdida de grasa.

Así que si quieres definir, sigue entrenando pesado en torno a 6-14 repeticiones, que es lo que te va a aguantar la masa muscular aunque estés a dieta (si utilizas pesos livianos tu cuerpo se deshará de la masa muscular que tanto te ha costado ganar). Combínalo con una dieta alta en proteínas y ejercicio cardiovascular de baja y moderada intensidad, regularmente.

13.   Cuando dejas de entrenar, los músculos se caen

Este mito, quizás, es el más antiguo. Supongo que viene de cuando un culturista de 100 kg. que lleva años entrenando y siguiendo una buena alimentación se retira, o los aficionados al gimnasio dejan el entreno y tras pasar un tiempo los ven hechos auténticos obesos.

Pero ¿qué les ha ocurrido? No es porque sus músculos se hayan convertido en grasa o porque hayan dejado de tomar sustancias que al cesar su actividad hayan provocado que sus músculos se caigan; sino que, cuando se realiza un plan de alimentación adaptado al entrenamiento y objetivos pero se deja de entrenar, ocurren varias cosas:

1. **Siguen comiendo 5-6 veces al día.**

2. **No comen alimentos de "dieta", sanos y moderados en calorías.** Siguen comiendo estas 6 veces, pero cualquier cosa que encuentran en la nevera o supermercado, y calórica: muchos hidratos de carbono, salsas, cervezas... se comete el error de que, como uno ya no está entrenando y no se van a obtener resultados, uno deja de cuidarse, ingiriendo auténticas dietas hipercalóricas.

3. **Al no entrenar, ya no se queman las calorías que se quemaban en el gimnasio.** Si un entreno producía una quema de 500 calorías y tu dieta es hipercalórica, no restarás dichas calorías e irás engordando periódicamente.

4. **La TMR (tasa metabólica en reposo) disminuye.** Para mantenernos en nuestro peso, la TMR es diferente en cada persona. En personas entrenadas y a más masa muscular, el cuerpo requiere más calorías para mantener este músculo, por lo que puedes y debes comer más sin engordar. Cuando ya el cuerpo, al dejar de entrenar, pierde músculo, tu TMR disminuye; necesitas comer menos y menos calorías para mantener dicho peso.

5. Cuando entrenas, las fibras musculares -sobre todo las de fuerza del tipo IIx- aumentan su tamaño para tener más ATP, fosfocreatina y glucógeno; así tienen más capacidad de contracción y "fuerza" para soportar ese entreno al que las sometes. El cuerpo lo hace como mecanismo de defensa, ya que no entiende que quieras ganar músculo para competir, estar guapo...

6. Cuando dejas de entrenar, ya no hay estímulo, y mantener el músculo supone muchas calorías. El cuerpo quiere sobrevivir con lo más cómodo y el mínimo esfuerzo, por lo que **se deshace del músculo disminuyendo el tamaño de las fibras musculares.** No se pierden fibras, ni se caen ni se transforman: sólo se reduce su tamaño.

Todo esto sumado hace que "parezca" que el músculo se ha convertido en grasa, pero no es así; son malos hábitos alimenticios junto con una pérdida de masa muscular y falta de actividad física.

Pero ¿qué pasaría si esa persona dejara de entrenar pero llevara una alimentación sana, sin ser hiperproteica, sin suplementación... la típica mediterránea, que no la hiciera estar en un superávit calórico? Perdería parte de la masa muscular ganada, mantendría un bajo porcentaje de grasa corporal, y se le vería sano y mucho mejor que cualquier persona que no haya entrenado nunca.

Así que la próxima vez que veas a alguien que ha dejado de entrenar y ha pasado de tener un buen físico a tener sobrepeso, ten por seguro que se ha dejado totalmente y no está cuidando su alimentación en absoluto.

14.   Comer yemas de huevo produce colesterol

Este es uno de los mitos más populares: lo dicen y hemos sufrido con nuestras madres, abuelas y todo aquel que nos haya visto comernos una tortilla alguna vez. El "argumento científico" que utilizaban era: ¡lo dicen los médicos!

¿Por qué los médicos decían esto? Simplemente porque la yema contiene unos 213 mg. de colesterol, pensaban que todo ese colesterol iba a la sangre y era dañino. Sin embargo, los estudios han demostrado que el nivel de colesterol del ser humano depende de la cantidad de grasas saturadas que consumimos en nuestra dieta diaria, además de que solo se absorbe un 15% de los procedentes de la yema del huevo. Es más: sólo un pequeño porcentaje es de grasa saturada y en su mayoría se trata de grasa insaturada, los famosos polinsaturados Omega 3, que disminuyen el riesgo de sufrir enfermedades coronarias, entre otros beneficios.

Hay varios estudios -como el de los científicos de la Universidad de Surrey, los de la nutricionista Juliet Gray y el profesor de nutrición metabólica de la Universidad Inglesa Bruce Griffin- que descubrieron que sólo 1/3 del colesterol sanguíneo se origina en la dieta.

Los productores principales del colesterol en sangre son las grasas saturadas, seguidos del hábito de fumar, el sedentarismo y el sobrepeso.

Tras reiteradamente mostrar evidencias de que consumir huevos no incrementa el riesgo de padecer enfermedades cardiovasculares, las sociedades científicas han tenido que modificar sus recomendaciones dietéticas respecto al huevo. Así que la Asociación Americana del Corazón desde el año 2000 declara que: "el colesterol procedente de los huevos no supone un riesgo añadido para padecer enfermedades cardiovasculares".

Además, otros estudios han confirmado que no existe relación entre las enfermedades cardiovasculares y la ingesta de huevos. Así se concluye en el *Physician's Health Study*, en el que participaron más de 21000 sujetos; se concluyó que "el consumo de huevos fue favorable respecto a la mortalidad cardiovascular frente a la ingesta ocasional, especialmente en lo que a pacientes diabéticos se refiere"; y en el *Nurse's Health Study*, que tras realizar un seguimiento a 88757 mujeres durante 16 años, concluyó que "no existe relación entre el consumo de huevos y la incidencia de enfermedad coronaria, existiendo el mismo riesgo si se toma 1 huevo a la semana o 1 huevo al día".

Estas y muchas otras evidencias científicas similares nos permiten desterrar de forma definitiva el mito infundado de que la ingesta moderada de huevos aumenta el riesgo de padecer enfermedades cardiovasculares.

El huevo contiene todos los aminoácidos esenciales para el ser humano; está cargado de vitaminas (en especial vitamina B12, ácido pantoténico, biotina, vitaminas D, A, B2 y niacina) y minerales (fósforo, zinc, selenio) y es relativamente bajo en calorías (hay 156 calorías en un huevo entero)

Es un alimento fácil y práctico de consumir y muy nutritivo, ya que contiene proteínas de excelente calidad y alto valor biológico, ácidos grasos mono y poliinsaturados, entre ellos, Omega 9 - como el ácido oleico, que ayuda a aumentar el colesterol HDL o bueno- y antioxidantes, con una gran capacidad saciante y sin conservantes ni aditivos. Así que no tengas ningún miedo de tomar huevos enteros todos los días, que tu musculatura y estado de salud te lo agradecerán.

15. Necesito energía porque estoy cansado, me voy a comprar unas vitaminas

Lo primero que me dicen los clientes cuando se encuentran cansados y quieren rebosar de energía, es que se van a comprar unas vitaminas. Nadie los culpa, porque la publicidad está llena de anuncios en los que se ve a un ejecutivo que no puede con su ajetreada vida diaria y, tras comprarse unas vitaminas en la farmacia y tomárselas, de repente parece que ha ingerido la pócima de los dibujos de Astérix. Parecería que puede con todo, como si de un superhéroe se tratara.

Esto está muy alejado de la realidad. **Lo que brinda energía son los hidratos de carbono al descomponerse en glucosa, a partir de la cual se genera ATP.** Esto es lo que proporciona al cuerpo la energía necesaria para pensar, levantar una pesa o teclear en el ordenador. En ciertas circunstancias se puede obtener a través de la proteína y las grasas, pero no de las vitaminas.

Las vitaminas únicamente son catalizadores de dichos nutrientes, para que puedan ejercer sus funciones. Sí es cierto que si tienes una deficiencia, el proceso de obtención de energía se dificulta y hace que no puedan ser aprovechadas; por eso, una persona que tiene déficits de 1 o más vitaminas debido a una carencia nutricional y se suplementa con ellas, obtiene una mejora en su energía como consecuencia. **Pero si tus niveles son normales y te suplementas con vitaminas, dependiendo del tipo que sean, hidrosolubles o liposolubles, el cuerpo las almacenará en forma de grasa o las excretará a través de la orina.**

Uno puede pensar: bueno, me suplemento por si acaso de forma indefinida. Las vitaminas hidrosolubles se excretan a través de la orina; pero las liposolubles se almacenan en forma de grasa, y un exceso durante tiempo prolongado puede provocar perjuicios para la salud, como por ejemplo toxicidad hepática.

Si te encuentras cansado, en la mayoría de los casos va a ser o porque estás sobreentrenado o porque no descansas lo suficiente, y las vitaminas no te van a ayudar. El utilizar excitantes como el café o los preentrenos son parches, y lo único que vas a hacer es agravar la situación. **Lo que tienes que hacer es reducir el entrenamiento y dormir más.**

Otro de los motivos comunes es una baja ingesta de hidratos de carbono y calorías. Si aumentas las calorías e hidratos de carbono, en 2-3 días deberías sentirte mejor. En última instancia, si nada de eso funciona, revisa tu alimentación, por si te limitas a 4-5 alimentos al día; en ese caso incluye más variedad, porque sí que podrías estar carente de alguna vitamina.

LO PROMETIDO ES DEUDA

Ahora que has llegado al final, aquí tienes tu regalo: ¡una sesión conmigo totalmente gratis, valorada en 195€!

Para acceder a la sesión, rellena el formulario con tus resultados o tus dudas, si no has comenzado todavía (para aprovecharla, te recomiendo que lleves ya una semana con tu plan de alimentación y entrenamiento), y en caso de considerar que puedo ayudarte, me pondré en contacto contigo para confirmar la fecha y hora de la sesión.

Enlace para mi sesión estratégica gratuita valorada en 195€

http://www.antonioyuste.com/sesionlibro-setupropioentrenador/

SOBRE EL AUTOR

Antonio Yuste es Técnico Superior en Dietética y Nutrición Humana, Experto Universitario en Nutrición Deportiva, Especialista Universitario en Suplementación y Ayudas Ergogénicas, Entrenador Personal certificado por la prestigiosa NSCA (Asociación Nacional de Fuerza de Estados Unidos) y Experto en Coaching Deportivo por la Universidad Camilo José Cela, entre algunas de sus titulaciones.

En el ámbito experiencial, actualmente es el fundador y CEO de onlinepersonaltrainer.es, donde supervisa y dirige a todos los entrenadores personales que han ayudado a más de 7000 personas a conseguir sus objetivos físicos y deportivos desde 2010.

También es conferenciante y colaborador habitual en medios de comunicación, como comentarista y escritor.

Su último proyecto es antonioyuste.com, donde selecciona cuidadosamente para trabajar con él a unas pocas personas y atletas -comprometidos y motivados- al año, que deseen cambiar su físico o su rendimiento deportivo, garantizando sus resultados.